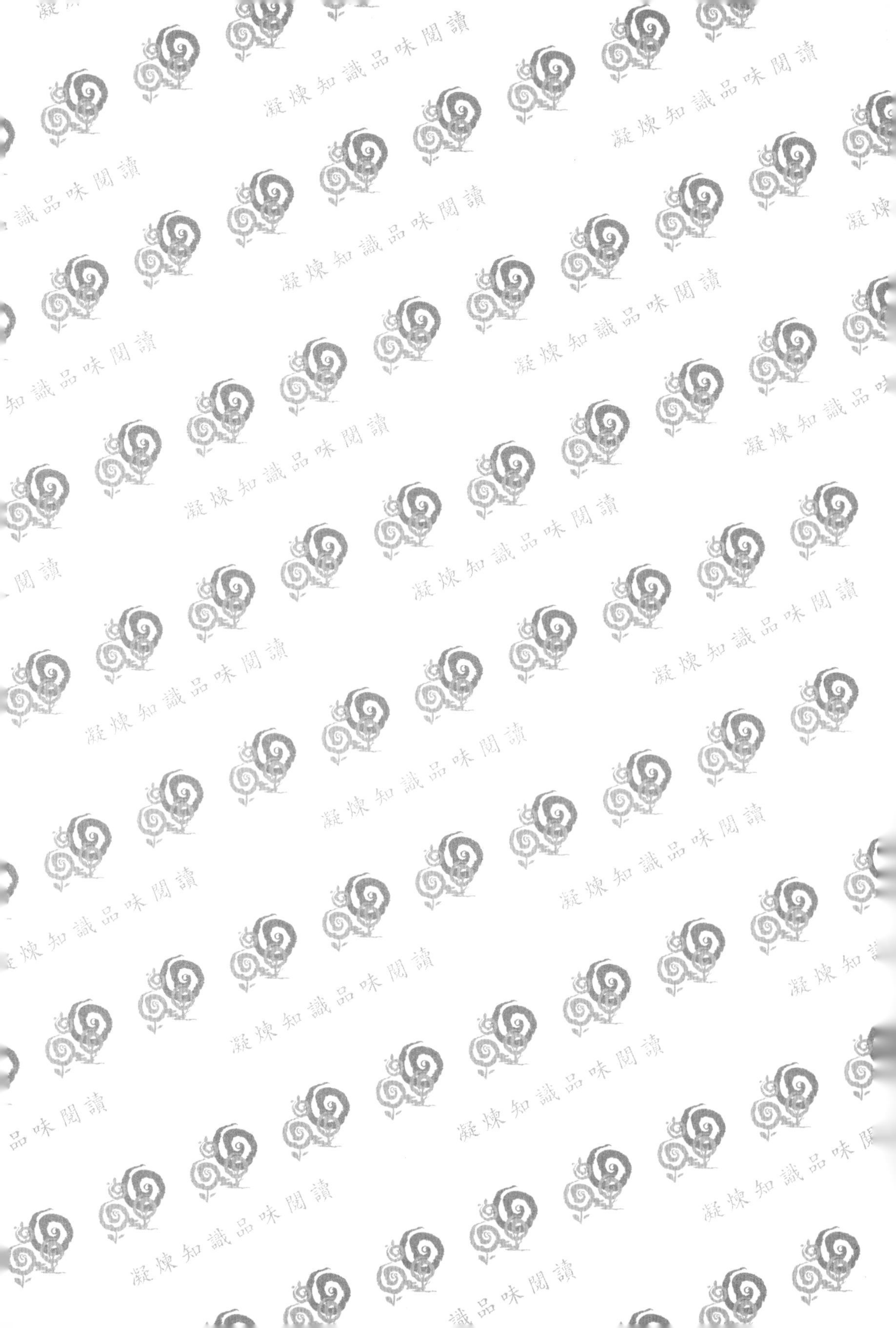

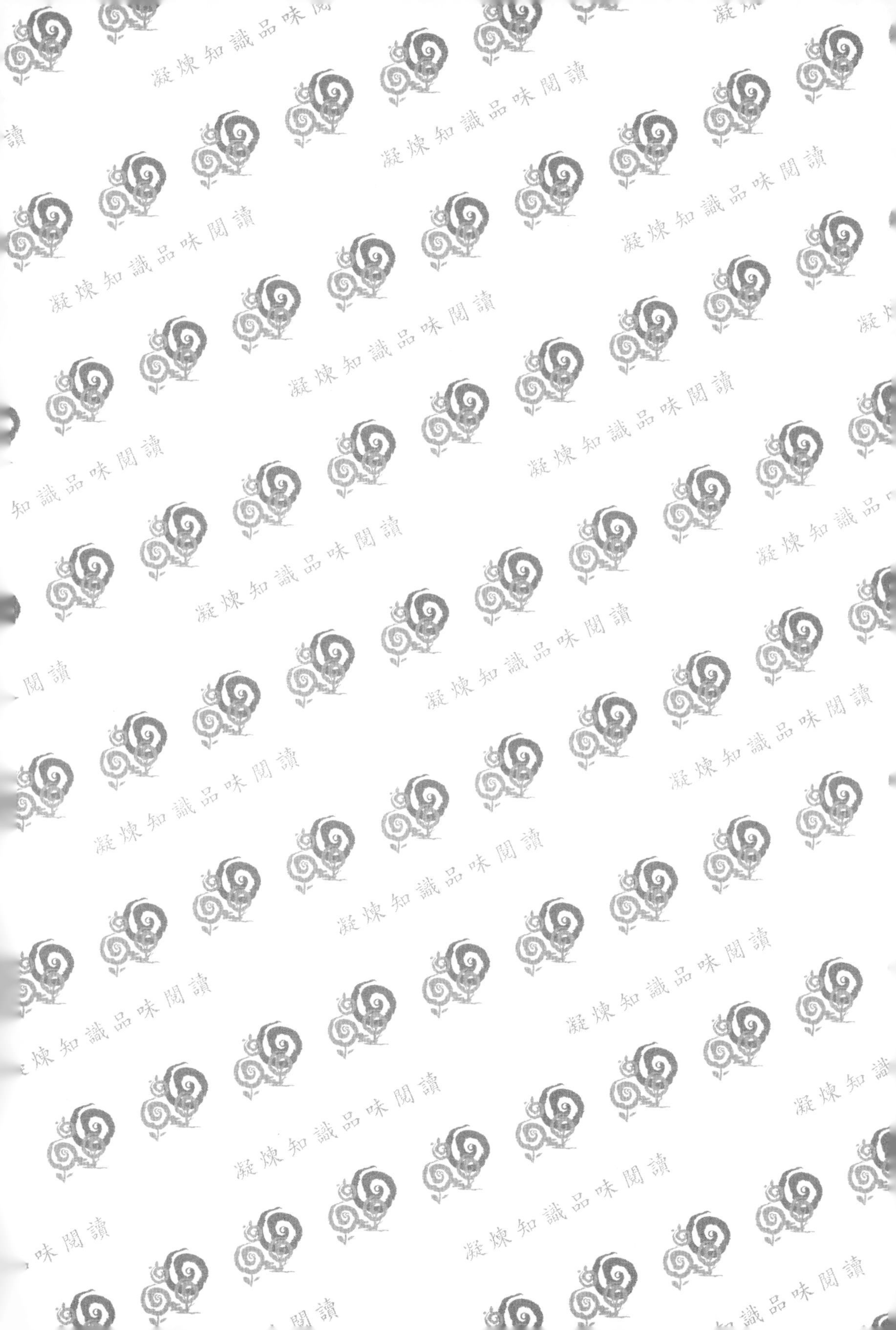
凝煉知識品味閱讀

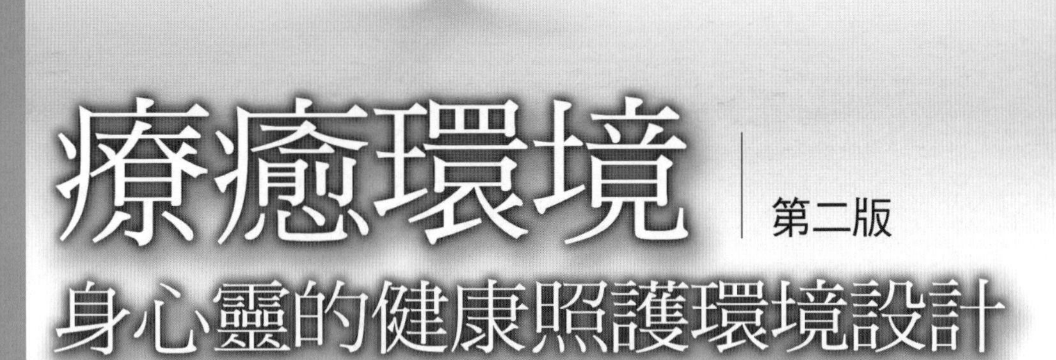

療癒環境 第二版
身心靈的健康照護環境設計

Barbara J. Huelat & Thomas Wan◆著
林妍如、陳金淵◆譯

五南圖書出版公司 印行

前 言

營造一個呵護「身、心、靈」健康的療癒環境

物換星移；潮流與時俱進——對我們這一群始終堅信「環境不僅會影響到我們的身體，也關係著我們的心理與靈性」的人而言，這一個時代總算來臨了！當健康照護的改革浪潮一波接著一波襲捲而來時，將病患視為「顧客」的新思維也逐漸蘊釀成形。在這一股新思維潮流中，醫療提供者除了認知到病患的權利與義務，進而必須為所提供的醫療服務作出透明決策之外，也開始注意到病患的隱私、尊嚴以及家屬陪伴等議題，也逐漸瞭解到病患的靈性與情緒需求在療癒過程中所扮演的重要角色。可以這麼說，這一股社會、經濟和政治潮流的演變，為「療癒環境」的營造提供了良好的孕育根基。

這些年來，健康照護的服務訴求已經從傳統觀念下的「病痛解除」，轉變成更為注重根源的「健康維護」，因此，相關的醫療服務遞送模式也逐漸從「治療」轉變成「療癒」。這一股新概念潮流也連帶地使目前健康照護設施的設計與功能需求產生革命性的轉變——我們究竟要如何設計、規劃，才能營造出一個真正以「病患親善」為訴求的明日環境。可以預見的，隨著機構組織裡閒置空間的廢除，未來倖存醫療院所的規模將會變得更加小巧玲瓏、市場數量也將大為減少，而使用頻率則是相對提高。由於這些因素的催化，讓健康照護提供者可以將心力焦點重新投注在病患身上。值得注意的是，這些重新聚焦的醫療機構有一共通的特性——將健康照護服務的遞送流程簡化、更加明確地標示出從「診斷」轉向「治療」、進而回歸到「健康」的動向意念。此外，重新架構的健康照護系統也強調如何將健康照護服務與照護者「帶給」病患。簡單來

說，這種「病患優先」的照護理念就是為了設法降低病患及家屬們在照護過程中所感受到的壓力負荷，期冀藉由「壓力負荷」的減輕，能夠改善照護過程的相關作業，進而提升整體的照護品質。

不管如何，「健康照護」理念可以說是來到了另一個革命性變革的階段。令人感到相當興奮的是，自從兩千三百年前希波克拉底（Hippocrates）的時代以來，我們已經不曾見過健康理念有著如此巨大的變革。被尊為「西方醫學之父」，希波克拉底點醒了我們對「病痛」的神秘無知與祭拜臣服，進而將我們引領到一個強調身體、心理與靈性和諧發展的生活境界。他一再告訴他的追隨者們，帶給我們疾病的，並不是上帝的詛咒，而是不好的衛生環境、個人的精神狀態以及不良的生活模式。他所創建的教會醫院通常座落在景色怡人的懸崖邊，不但得以俯瞰著迷人的愛琴海，更是終日沉浸在清新空氣與和煦陽光的撫慰中。至今仍令人感到讚嘆的是，早在兩千多年前，希波克拉底的全人醫療（holistic treatment）概念就已經將「環境情愫」與醫師的「醫學準則」結合在一起，並巧妙地融入戲劇、音樂、運動、均衡飲食與對上帝的靈修課業。凡此種種，就是要用來闡述、支持他所抱持的一個信念——最偉大的療癒力量不假外求，而是來自於一個人的內在本身。

令人惋惜的是，現代醫療科學的演進（如醫療科技的大量採用）讓醫師們逐漸遠離了環境、情緒與靈性方面的考量，而只專注在生理身體缺陷上的修補。這種趨勢可以說是背離了希波克拉底所倡議的「均衡療癒」哲學。要知道，當科學與科技越加成熟時，我們的「心理」與「靈性」的分離（以及「心理」、「靈性」與「身體」的分離）卻是漸行漸遠，人們一味地期冀藉由「外在的」醫師、手術和醫藥，就可以來對抗入侵的疾病與虛弱。問題是：可行嗎？

很幸運地，到了今天，我們又有機會可以再一次營造出能夠以「療癒模式」為核心的健康照護環境。在這一種模式中，設法做到「生活模式」與現代「醫學技術」之間的平衡是不可或缺的一項要素，而且，也認知到「療癒者」是這一種模式能否順利運作的核心人物。我們不再期待只要將病人或受傷的人送到某一醫療機構或某一位醫師手上即可完成所有的「療癒」過程。我們終於知道，也總算瞭解到，良好的健康照護範疇遠遠超出機構設施的有形圍牆——它也應該將個人的責任包含在內；要知道，醫師與醫療機構的存在只是為了協助人們追求生理需求的滿足罷了。

毫無疑問的，這真的是一個令人感到相當興奮的健康照護新紀元！也別忘了，在這一新時代裡，我們每一個人都將扮演著極為關鍵的角色。

邁向「療癒環境」之路

過去三十年來，我一直非常積極地參與健康照護環境的設計工作。我一直深信，好的環境設計會讓一個人的健康照護服務的尋求經驗更加地舒服，願意接受「嘗試」的挑戰，也有助於「療癒」過程的有效進行。猶記得，在我年輕時的「健康照護室內設計師」職業生涯中，為了設計工程上之需要，我會想辦法從醫療機構內行政主管身上取得必要的設計概念與方向，因為我認為畢竟他們（而不是病患）才是我的客戶。無可否認的，從這些「主管級」客戶身上，我確實學到了許多有關健康照護系統、資金籌措、權謀角力以及硬體設施構造等實務常識，可是，說實在的，有關病患需求方面的認知與設計考量卻是少得可憐。我想，沒有人會否認「健康照護」確實是一個道道地地的企業領域，可是「療癒環境」這一個概念卻從來不曾被列入慎重考慮當中。作為一位室內設計師，我的專業任務主要是負責醫院裡公眾場所的規劃與設計，只是令人感到相當遺憾的，這些公眾場所通常只是用來擺設歷任董事長與董事會成員的肖像罷了。關係到病患舒適性的室內設計通常並不在「專業」考量之內，病患的需要與欲求也很少列入正式討論之中，遑論受到應有的重視與處理。在多數情形下，健康照護提供者堅信，唯有醫師與行政主管才知道什麼才是對病患最好的安排與選擇。尤有甚者，在絕大多數的情形下，病患對醫師的囑咐通常都是默默地順從，甚至是「照單全收」。試想，在這種文化觀念下，病患怎麼會對室內擺設或裝潢設計有所抱怨呢？

隨著時間的流逝，這些年來，「室內設計」也像放射科或內視鏡服務部門一般，逐漸變成醫療機構裡的「後勤部門（"back-of-house" areas，意指支援單位）」，可以說是令人感到相當的沮喪。不過，換個角度來看，此時此刻卻也正是伸張「營造一個有意義之健康照護環境」理念的重要契機。要知道，一個堅強的設計團隊不但網羅了建築師、室內設計師、醫療照護人員與其它支援人員在內，彼此各司其職，各揮所長，這些團隊成員還會提供自身寶貴的實務見解，進而相互討論要如何讓設計個案的相關業務活動運作起來更加順暢、符合人性。也因此，在這一過程中，我不但學到如何規劃設計這些處所，讓它可以有效率地運作，更重要的，我也學會如何讓它可以確實發揮應有的功能。換句話說，「病患需求」已經逐漸融入我們的設計過程當中，不再像早期只是停留在如何滿足病患的生理需求罷了。

在 1980 年代中期以前，我曾經倡議「色彩」與「光線」的重要性與實務意義，因為它們可以協助改善病患的治療狀況。在當時，有一位醫院裡的行政主管曾不假言辭地告誡我，除非我有實證資料，否則不要再提出任何令人感到不悅的類似提案。儘管如此，我並未放棄我的理念與想法。在那之後，藉由不斷地研究、觀察、再加上個人的實務經驗，我愈加認為一個良好的環境設計應該可以協助提升病患福祉，也必須有助於療癒環境正向角色的發揮，因此，我決定接受這一項挑戰來證明我的理念是對的。

一路走來，我始終把握住每一個可能的機會，努力設計出會讓人感到舒適自在的健康照護環境，也積極研究醫療功效與診療程序，目的就是要設法將效率性與功能性融入整體醫療環境的設計當中。在這一過程裡，我跟設計伙伴、醫療從業人員、病患以及訪客們多方研擬、測試各種不同的概念，也逐漸為其他人架構出早已深植我心的一個核心概念——環境確實會影響到一個人的療癒過程。

到了 1980 年代晚期，我們的合作伙伴（個案對象）也逐漸擴大設計過程中參與者的範圍，包括有：物料與設施管理、清潔維護部門等。之所以要將這些部門的人納入設計過程，是希望可以藉此得到醫療環境中材質耐久性、設備維護性與技術功能性等考量方面的重要訊息。舉例來說，透過他（她）們，設計者可以更加精確地瞭解到病患是如何地使用或不當地使用（如流血、嘔吐或濺灑）這些設施。從這些討論當中，我也逐漸體認到，一個良好的健康照護設計除了要能夠滿足病患的舒適要求之外，也必須注意到相關的技術問題。身為設計者，我相當留意病患所在乎的是什麼，可是，在有些時候，我也發覺到某些問題的解答往往會跟我的任務工作有所衝突。如此一來，如何將病患的舒適議題與實務技術的考量做一權衡取捨，就成了我個人的一項挑戰，而這也逐漸成為我深切期盼能夠打造出一個「療癒環境」的理念基礎。

猶記得1980年代晚期，那時候我還在明尼亞波里斯（Minneapolis）一家大型建築事務所/工程公司（Ellerbe Becket）服務，因此有機會參與一項由日本某一建築/工程/起造公司所贊助的研究專案。該一專案主要是為了協助日本方面的公司能夠順利取得日本國家癌症研究院（National Cancer Institute）打算在東京進行的一項重大工程案件。在該一專案裡，我們公司（Ellerbe Becket）主要負責界定出「何謂美國境內『最新進』的癌症中心」。為了完成這項任務，我們公司特別成立了一個研究設計小組。這一個小組的成員包括有：一位建築師、一位醫療事務規劃師、還有我（室內設計師）。不巧的是，在日本文化觀念裡，室內設計師所扮演的角色通常被歸屬在建築師的範疇裡，因此，我真正扮演的角色變成是「病患代表」。在往後許多的訪視、參訪、審閱與評估活動中，我發覺到我所提問的問題基本上都是圍繞著「病患」立場——病患想要的是什麼、病患需要的又是什麼。從那時候開始，我的觀點慢慢有了改變；也是在那之後，我開始學會很真實地從病患角度切入到每一個設計專案裡。

只是過了沒多久，我才警覺到，原來我就像許多其他的專業從業人員一般，並未「真正」瞭解到病患的需求是什麼，而只是「假想」我已經知道病患要的是什麼罷了。直到有一天，當我親身經歷家中親人的醫療照護過程時，我才深深地感受到病患以及他（她）們的家屬要的究竟是什麼。這一本書就是記載著我的專業經驗與個人心得。

在 1992 年時，健康照護的改革呼聲已經變成是美國國內一項主要的政治與社會議題。由於受到政府強烈改革決心的驅策，以病患為中心的「病患親善」環境理念也成了健康照護設施在規劃、設計過程中的核心焦點。「病患」與「病患需求」總算在設計過程中找到了適切的「代言人」。管理階層、臨床人員與機構設施代表們紛紛組成合作團隊，為理想中的設計與規劃共同努力。團隊中的每位成員分別針對病患需求提出自身寶貴的意見，只是美中不足的，在這「療癒環境」的設計過程，還是鮮少會有真正的「病患代表」參與其中。

「療癒環境」是一個用來描繪健康照護舒適設施的廣泛語詞。沒錯，在現實世界裡，有許多的醫療機構已經採行「以病患照護為核心」的行銷方案，只不過，在這當中，所謂的「病患照護」通常只是意謂著針對生理身體進行照護、治療或療癒罷了。被疏忽、遺漏掉的一項重要事實是——「病患」不僅僅只是他（她）的身體軀殼而已；我們不能、也不應該將他（她）的「心理」與「靈性」排除在外。要知道，幾乎每位病患都有家人、朋友以及關愛著他（她）的人。這些人各有他（她）們的工作與壓力，也各有他（她）們的日子與生活要過。因此，真正的「療癒過程」需要體認到這些簡單的事實，也要知道如何適切地滿足一個「完整的人」在身體、心理與靈性方面的各項需求。同樣的道理，「療癒環境」的設計也必須要能夠適切地闡述、支援一個「完整的人」。

真正的「療癒環境」應該具有「療癒」功效，因此，它是療癒過程中具有特殊意義的一個部分。身為設計專業人員，我們所面臨的挑戰就是如何找出療癒過程中可能存在的障礙，進而設法將它們排除。就如同早期南丁格爾所抱持的照護理念——「照護病患的第一要務就是不要造成傷害」，一個真正的「療癒環境」也不應該會干擾或阻礙到照護活動的進行。針對這一項議題，在本書中，我們提出「三步驟論」來幫助我們找出可能存在的障礙，設法消除這些障礙，進而支援「療癒」過程的順利發展。

以「身體／心理／靈性」三方面的關聯作為模式架構，一個真正有意義的「療癒環境」也必須能夠兼顧一個「全人」在這三方面的修為。毫無疑問的，「療癒環境」的營造始於「身體」的基本生理需求。因此，首先我們必須自問，如果要讓我們的「身體」感到舒適，所需要的基本考量會是什麼呢？其次，如果要能夠滿足這些舒適性的要求，又有哪些設計要素必須納入設計過程呢？除了這些基本需求的探索之外，本書也將討論一些不是那麼明顯的感官需求，以及我們又是如何提供舒適性、甚至滿足那些可以激勵人類療癒能力的感官需求。

最後，本書也將針對「心靈的療癒」進行探討。我們都知道，「知識就是力量」——當我們知道得越多，我們就越不會感到害怕。我們也知道，某些環境氣氛比起其他的環境模式更加適合學習的進行。除了提及這些基本概念以外，本書也將介紹一些信念模式，並將重點放在「病患賦權（patient empowerment）」上，藉以闡述人們對環境的認識與瞭解又會如何地影響到病患本身的福祉。

為了讓「身體／心理／靈性」模式顯得更加完備，本書從「以自然世界為師」的設計本質與重要性著手，闡述一個人在「靈性」方面的需求。跳脫自然世界的藩籬，本書也將討論一些「神性的」概念以及它與健康照護環境的關係。

bara J. Huelat, ASID, 2003

目 錄

chapter 1

場域——何謂療癒環境

「誰會相信
在如此渺小的空間裡
竟能容納得下整個宇宙。」
——達文西（Leonardo Da Vinci）

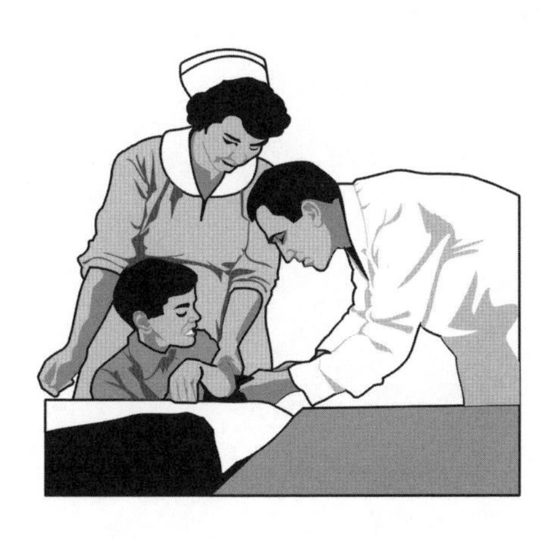

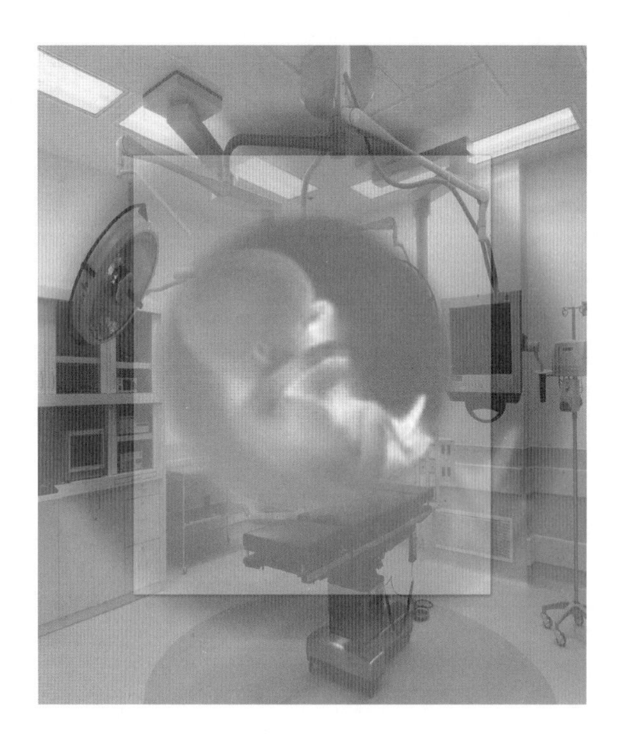

要具備怎樣的條件才稱得上是真正的「療癒環境（healing environment）」呢？對一般人而言，每當提及「療癒環境」時，想到的似乎就是「對病患友善」、「以家庭為中心」、「有家的感覺」以及「病患至上」等字眼，然而，說實在的，這些流行用語還是無法適切地描繪「療癒環境」的真實本質。一個能夠執行醫療服務活動的場域就真的具備「療癒環境」的功能了嗎？說來可真奇妙，在很多時候，當我們一聽到「療癒環境」這四個字，就會讓我們心中油然產生一種「安心、放心」的感覺。也因為如此，醫療業者總是認為並且相信，他們的醫療機構本身就是一個道道地地的「療癒環境」，即使業者對「療癒環境」的確切定義還說不出個所以然來。更不可思議的是，如果業者的機構尚未具備一個如此的環境，也會「想要」設法擁有一個如此的環境，因為業者「相信」，擁有一個如此的環境必定能夠提升營運、創造佳績，更可以嘉惠病患、造福鄉梓。

1989年時，在美國加州聖地牙哥（San Diego）舉辦的「健康照護設計」研討會（Symposium for Health Care Design）中，首次有人針對「環境與健康」提出發人深思的創新概念——「環境會影響到一個人的健康與心靈福祉」。該一研討會由Wayne Ruga所精心策劃，並集合了包括健康照護提供者、儀器設備製造業者和建築規劃設計師等不同領域的專家學者們參與討論。引人注目的是，這些受邀者都因為曾經大聲疾呼「環境會影響療癒」，而在各自的專業領域中享有盛名。身為「健康照護設計」研討會發起人之一，我與其它來自不同領域的專家學者分享並探索「療癒環境」的哲學觀。在我擔任委員會委員的六年期間，我曾與國內（指美國，下同）一些頂尖的「療癒環境」實務工作者共同測試過這些概念。令人感到欣慰的是，這些年來，藉由倡導「身、心、靈整合」之革命性思維，該一研討會確實已對健康照護環境中之醫療照護設計產生不可小覷的影響力。

到了九〇年代，「療癒環境」此一概念逐漸成為醫療設施規劃設計的主流。1992年出版的「健康照護論壇」期刊（The Healthcare Forum

Journal），有一期的內容全是圍繞著這個話題。撰稿人包括有「設計特色對病患預後之效果」的研究先驅——Roger Ulrick，以及在八〇年代創辦「健康照護設計」研討會的Wayne Ruga。此外，Michael Brill、Dave Weber 以及 Lee Kaiser 也對「療癒環境」提出引人注意、發人深思之觀點。基本上，研討會的議題主軸主要在論述大自然、正面娛樂以及家人與病患之舒適感受在療癒過程中所扮演的角色。當然，隨著時間的流逝，我們的思維也會跟著演進。不管如何，藉由參與其中，讓我有機會能夠對「療癒環境」之定義多加推敲、體會，也讓我得以思考如何在真實世界裡營造出這樣的一個環境場域。

對「療癒環境」的最基本解釋就是最古老、最尋常的一個概念——醫師執行醫療作業之處所，也就是俗稱的「醫院」。近年來，由於健康照護的改革呼聲逐漸要求醫療機構必須做到「對病患友善（patient-friendly）」，再加上機構使命的陳述中，普遍存在著「提供病患高品質之醫療服務與健康照護」這一項承諾，因此，人們變得越來越願意接受「現代醫療機構必須能夠提供一個真正的療癒環境」的想法。此外，許多美國人相信，當他們感覺到不舒服、生病或受傷時，就必須設法尋求醫療照護，才能得到所謂的「痊癒」——就是這樣的信念孕育出「療癒環境必須包括醫院、醫師和護士」這一觀念。長久以來，「治療（curing）」與「療癒（healing）」通常被畫上等號，一般人認為「被治療」就是等同於「被療癒」了。可是，當我們仔細檢測「治療（curing）」與「療癒（healing）」之異同時，不難發現一般傳統思維中所存在的一項重大疏漏——醫療機構或許可以「治療」好病患之病痛，機構本身卻不見得能夠形成一個完整的「療癒」環境。

由於人們總是把「治療」（curing）與「療癒」（healing）想成同義詞，自然而然地，也就很容易把「醫療照護機構」和「療癒環境」畫上等號。事實上，一個被「治療」好的病患未必就是被「療癒」好了。舉例來說，如果有某一醫療機構讓一位心跳停止的病患甦醒過來，我們可以說該一病患從鬼門關被救回來，也就是被「治療」好了，可是，該一病患未必就被「療癒」了，因為當初造成心跳停止的原因可能依然存在。

要知道，我們所處的世界，每天都會有人去世，因此我們知道醫療機構並不是每次都能夠做到「療癒」之境界。可是，證諸療養院病患之事實，我們也不得不相信，即使面對死神之挑戰，「療癒」依舊是存有希望的。要知道，傳統觀念裡的「治療」係對身體損傷之修復，而「療癒」則是強調身體、心理以及靈性三方面之平衡存在。簡而言之，傳統醫療機構專注於「治療」之提供，而「療癒環境」則涵蓋「治療」與「療癒」兩者。「治療」與「療癒」是健康照護的兩個重要構面，因此，健康照護機構應該能夠做到「魚與熊掌，兩者兼顧」之境界。

個人經驗

Joe是我們很要好的一位朋友，最近才剛接受一項血壓測試，結果發現患有心肌阻塞（heart blockage）。於是，他的醫師將他轉診給一位非常優秀的心臟專科醫生，並立即為他安排血管攝影檢查，試圖找出阻塞的位置以及嚴重程度。在這過程中，這位醫師也建議在 Joe 的心臟動脈裡植入支架。就技術而言，這位醫師表現出色，成功地完成了任務。可是，Joe 的心臟病被「治癒」好了嗎？

由於手術上的需要，Joe必須在這家聲譽卓著的醫院裡過夜，而這家醫院也宣稱擁有所謂的「療癒環境」。手術過後，Joe被送到心臟護理單位之雙人病房，跟另外一位心臟病患者同住，並接受「療程上」該有的照護與治療。和藹可親的護士小姐們不時監測著他的血壓與生命跡象，而他的太太也陪伴在旁。這就是所謂的「療癒環境」嗎？

Joe與另一位病危的患者同處一室，很不巧的，這位室友會不自覺地發出囈語，而且身上插著的呼吸器、監視器以及一些不知名的儀器還會發出挺嚇人的聲音。在這些聲響中，Joe發覺他室友的喘息聲最是令人感到顫慄。僅隔著一層薄薄的布簾，他不由自主地聆聽著來自於鄰床的聲響。每當一個喘息聲過後，Joe和他太太兩人都期待著下一個喘息聲的到來，害怕一不留意，它就會消聲匿跡。他們發覺自己就像是這位陌生人臨終前的隨侍者。探視時間過後，Joe的太太不得不離開了，護士也把電視機關掉了。每天到了這個時候，Joe就只能與吵雜的儀器相伴，想著自己的健康狀態。當然，病房裡依然夾雜著不自覺的喘氣聲以及一些無法辨識的嘟嘟聲。他無法避開這些聲音，無法不為室友擔心，也無法不憂慮自己的健康。他無法控制所處環境裡的高度緊張感。

當天晚上，他的室友去世了。雖然週遭的噪音停止了，但是莫名的壓力氣氛依舊籠罩在病房裡每一個角落。室友悲痛欲絕的家人來了。醫院職員拿走了所需的照片，也移走了屍體。雖然 Joe 並未歡迎陌生室友的到來，卻見證了室友人生旅程中重要的里程碑。即使是健康的人，如果被迫像 Joe 一樣必須經歷這樣的境遇，可能都會感到極大的壓力負荷，更何況是重病在身的人呢？不可否認的，這種壓力會表現在任何一個人的身上——果然，過沒多久，Joe的血壓升高到一個危險的程度。負責照護的護士只好立即幫他開藥，設法把血壓降到安全的數值範圍。隔天早上，Joe 的太太更發現，接班護士們竟然對 Joe 的血壓極端讀數表示出不高興的疑惑。Joe 真的是在一個「療癒環境」中接受應有的照護嗎？

在醫師的同意之下，Joe 總算出院了。主治醫師囑咐他要充分休息，避免承受任何的壓力，並且開始接受心臟復健計畫。很顯然地，這家醫院、醫師和照護者提供了 Joe 適當的治療和照護。然而，Joe 真正的療癒過程卻是在離開醫院之後才算真正的開始。

Joe的心臟疾病治療歷程是在一個被傳統觀念視為是「療癒環境」的醫療機構裡展開的——主治醫師找到了Joe心臟「設計」上的缺陷，並且利用醫療科技與方法來進行支撐手術；護士們也設法為他降下血壓。然而，不可諱言的，在這一治療過程中卻有許多其它因素阻隢了「療癒環境」的形成，像是不知名儀器所發出的不知名嘟嘟聲、與垂死之人同處一室的負面效應，以及對健康焦慮的自然反應。因此，即使這家醫療機構為 Joe 提供了安全、正確的治療，也不能說它就是一個所謂的「療癒環境」。

戰鬥

「治療」的進行過程就好比是在打游擊戰。「民兵隊」使用藥物、抗生素、免疫法、輻射和手術刀充做武器來打敗「造反的」不健康情況。當然，有時候醫療人員贏得戰鬥，順利完成治療；有時候，醫療人員輸掉戰鬥，導致病患死亡。這樣的戰鬥開啟了所謂的「療癒過程」。

在醫學上，使用這種「戰鬥」手法來對抗像肺結核、天花及小兒麻痺這類傳染病的效果可以說是非常的好。沒錯，人類藉由藥物、預防注射以及環境衛生之改善等方式，已經可以控制許多傳染病的傳播，甚至將它們消滅殆盡。只是，過去的偉大成就卻也使得現代醫學無法超越藥理學和介入方法的限制來治療現代的疾病。

不知是幸還是不幸，平均壽命逐漸延長的現代人類卻也面臨著過去人類所沒有的文明病，像是心臟病、關節炎、糖尿病以及癌症等病痛。當其中某些疾病的源起是與抽菸、營養、運動、壓力或態度等生活方式有關聯時，我們就再也無法單純地以「打針」的方式來加以預防了。現代醫學已經不能再用二十幾年前對抗傳染病的方式試圖打敗這些文明病。

傳統上，西方醫學強調使用科學方法來處理疾病。David Sobel 是 Kaiser 健康維護組織（HMO）負責「病患教育（Patient Education）」的醫師，他曾說過：「傳統上，西方科學化的醫學非常注重客觀的、非關個人的（non-personal）以及物理化學（physio-chemical）的疾病解釋與專業控制。相較之下，許多療癒系統則強調生病所引發的現象，亦即疾病所帶來的個人與社會經驗歷程。」當西方科學化的醫學一再強調如何進行疾病的「治療」時，「全人醫學（holistic medicine）」卻將主要目標放在生病的「療癒」過程——如何處理個人和社會對疾病的反應。由於許多文明病係受到現代生活型態的誘發影響而產生的，因此，「全人醫學」可以提供傳統西方醫學所欠缺的先見，進而減緩這些疾病的肆虐與蔓延。

在開始探討「療癒環境」的構成要素之前，我們必須先瞭解到何謂「療癒」的過程。在西方醫學裡，每一種不同的疾病和創傷的相關治療皆有特定的醫療程序與方法。這些方法包括手術、藥物、侵入性治療、雷射以及物理治療。然而，不可諱言的，再先進的醫學治療與科技方法也無法面面俱到，更遑論要涵蓋人類不同層次、不同方面的需求——像是個人壓力、家庭關係、情感聯繫以及精神信仰。如果傳統醫學不能提供療癒過程所需之要素，人類又該如何得到真正的療癒呢？

在一個偶然的機會裡，我閱讀到 Norman Cousins 所寫的一本書——「疾病的解剖（Anatomy of an Illness，1991 年；國內另有譯本「笑退病魔」）」。那一次的閱讀經驗開啟了我對「療癒」境界的探索之旅。更重要的，這本書讓我第一次瞭解到「何謂心靈與身體的結合」以及「如何利用心靈來治療身體」。我被這些概念深深地迷住了，因此決定親身嘗試一番。說穿了，我想靠自己的力量治好纏身九年的可怕宿疾——季節性過敏症。因此，我開始注意其他醫師有關「由內療癒」的著作。在這過程中，我發覺一些有獨特見解的醫師們，像是 Herbert Benson、Deepak Chopra、Larry Dossey、Dean Ornish、Bernie Siegel 以及 David Sobel 等人也嘗試使用超越傳統的醫學模式，進而推廣平衡的健康概念。

倡議將「靈性」與「療癒」結合，並有許多著作流世的醫師——Deepak Chopra 曾針對「療癒」概念提出他的真知灼見：「健康是人類最自然、原始的狀態，而不僅僅是世界衛生組織所定義的『免於疾病或虛弱的狀況』。健康是『身體』、『心靈』以及『社會幸福』的完美狀態，也許還可以加入『精神幸福』這一要素。它就是一種會讓個體在生活中的每一時刻都感到快樂、熱情、滿足，而且能夠與周遭環境和諧相處的認知狀態。」他還說：「健康就是一種會讓個體永遠覺得青春、快活以及快樂的狀態。這樣的狀態不但是可遇的，而且是可求的。」

Larry Dossey醫師在他的著作「內涵與醫學——一個醫師的神奇療癒啟示（原名為 Meaning and Medicine: Lessons from a Doctor's Tales of Breakthrough and Healing）」（1990）一書中延伸此一概念——「我們終將發現『療癒』並非是我們一向所認為的『機械化的、身體的』過程罷了，它也不僅僅是身體的檢查測試、服藥打針或進行手術而已；一項真正的療癒是不可預期的、激進的、突發的、而且取決於我們如何抉擇，而不是我們做了什麼。更重要的，信仰、希望、禱告以及奇蹟事件，還有存在於我們內心那一股良善無形的療癒力量都扮演著舉足輕重的角色。」

在治療心臟疾病的專業領域裡，加州大學預防醫學研究所所長Ornish 醫師應該算是個中翹楚。他在「愛與生存——親密療癒力量的科學根基（原名為Love and Survival: The Scientific Basis for Healing Power of Intimacy，1997年）」這本書中指出：「一般來說，當我們的身體疾病得到適度的改善之時，我們可以說『治療』發生效果了；可是，『療癒』卻是一種成為整體（whole）的過程。很自然地，『療癒（healing）』、『整體（whole）』及『神聖（holy）』等字眼都來自於同一源頭。將療癒回歸醫學就如同將正義回歸法律。」

癌症外科醫師兼作家——西格爾（Bernie Siegel）在他的著作「安寧、愛與療癒（原名為 Peace, Love and Healing，1989年）」一書中將「療癒」所包含的概念做了最佳的摘述：「重要的是，我們瞭解到我們永遠無法治療所有的疾病，就如同我們永遠無法為所有的無家可歸者找到家，為所有的挨餓者張羅所需要的食物，為所有的疾病提供必要的治療。但是，不管是身為一位醫師、家人或朋友，我們都應該能夠設法關心到我們應該關心的每一個人。而在那樣的關懷過程中，真正的療癒——精神與生命的療癒，就會自然而然地產生了。」換言之，一個真正的「療癒環境」必須能夠支持、協助人們達成此一目標。這些醫師及療癒過程所涉及使用的療癒模式涵蓋了一個個體之「身體」、

「心靈」與「精神」三方面。同樣地，「療癒境境」也應該是一個能夠支持整個個體的場域——身體的機能、心靈對知識的探索、以及情感與精神的圓滿。

「療癒」範疇遠遠超出醫療機構有形的圍牆藩籬。在 Joe 的出院指示單上，除了一般常見的醫藥囑咐事項外，還包括一些無法假手於他人的生活型態之改變。沒錯，醫療院所或許只能在機構圍牆裡提供「治療」所需之各項醫療活動時，「療癒」卻能在不同時間、不同地點「不經意地」進行著——像是家裡、辦公室、戶外步道或是心臟復健中心。此外，除了醫師，電訪護士、到宅訪視的護理人員、醫護書籍、電腦資料庫、資訊網站或是互動式電視頻道也都能夠提供有用的健康照護。時至今日，「療癒環境」不再侷限於特定場所——醫院；善加運用「療癒環境」能夠協助我們建構出整合型的健康照護系統，例如心臟復健計畫。也因此，有了血管紀錄及相關程序方法，Joe的醫師或許就可以展開「治療」的相關活動，但是，真正的「療癒」卻是仍然必須由 Joe 本身來主導。

誠如西方醫學之父——希波克拉底（Hippocrates）所說的：「我們每個人體內所蘊含的自然療癒力量就是邁向健康大道的最大力量。」為了讓醫療機構能夠將「療癒環境」的潛力發揮到極致，不但要確保它能夠保障我們身體的安全與舒適，更要確保它不會帶來情感方面的負荷與壓迫。換言之，就像身體的傷害一樣，我們也必須設法避免「情緒傷害」。一個真正的「療癒環境」必須能夠支持、協助人們的心靈發展，因為「療癒」是由個體內部慢慢蘊孕形成，再逐漸向外蔓延展開出去。「療癒環境」遠遠超出機構的有形構造與無形體制，它是我們生活的全部基柢。只要「療癒環境」能夠與「精神」相互契合，就能夠散播出快樂活力，讓我們能夠隨時面帶微笑、相互關愛，進而誘發出天生追求良善的慾望。

結語

我們都相信「治療」始於身體，但我更願意追隨像Norman Cousins這樣的先知，相信「療癒」始於身體內部。環境本身並不能達成「治療」的結果，但是卻能夠提供「療癒」身體、心靈以及精神所需要的場域。「療癒環境」的目標就是設法幫助並啟動完整的療癒過程。「療癒環境」的概念就在促成「身體」與「心靈」的結合，並且區分「療癒」和「治療」之間的不同。我再次強調傳統醫療場所與療癒環境模式二者是有所不同的。在下一章裡，我們將討論在傳統醫療機構裡，究竟有那些屏障因素會阻礙療癒活動的進行。

chapter

2

挑戰——排除障礙

「醫療院所或醫師團隊們密切關心的一個核心問題是：
他們是不是真的能夠讓病患
對試圖療癒他（她）的人產生信任；
簡而言之，病患是不是能夠懷抱著
『好事終將到來』的期待。」
——Norman Cousins

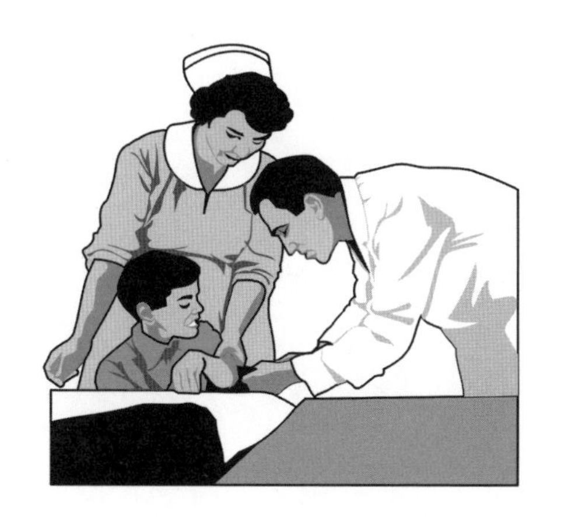

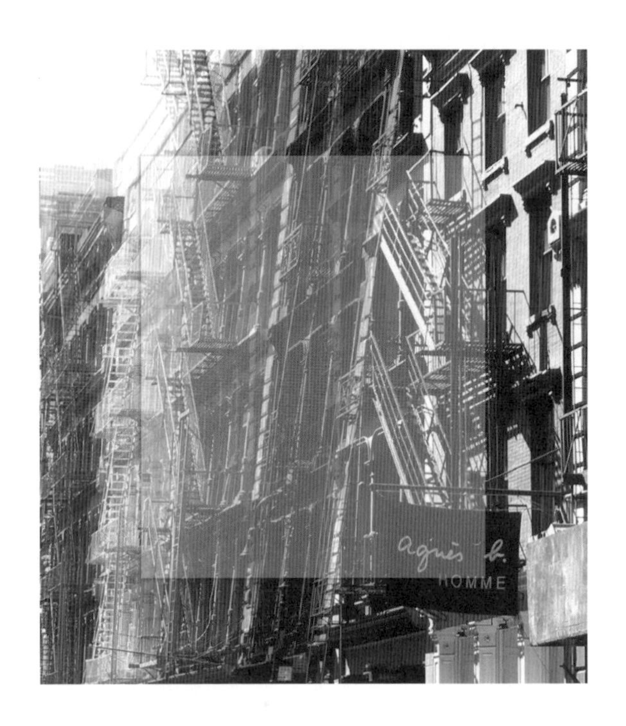
agnès b.
HOMME

健康照護者的行為態度與情緒反應，或是機構設施的空間障礙與財務窘境等因素都會構成療癒過程中的某一種障礙。「療癒環境」中的這些障礙可以說是健康路上的絆腳石，因此，想辦法找出這些障礙絆腳石並設法將它們排除乃是建構「療癒環境」的第一步。

何謂「療癒環境」之屏障？

前不久，某一著名的醫學中心打算要擴展日漸擁擠的空間設施，並希望能夠將「療癒環境」這一概念融入設計當中。他們找上門來，希望我們公司就他們目前現有的空間施設進行評估，並針對「療癒環境」之意涵提出相關建議。為了詳實剖析病患及社區屬性等議題，我們公司也特別成立一個專門工作小組，並透過問卷調查等方式蒐集相關的資料。出人意表的，原先針對社區居民所設計的調查問卷到後來演變成為病患申訴、抱怨的媒介。例如，就有病患直接在問卷上詳列他（她）們認為醫院必須改善的種種事項，其中包括有：等候室過於擁塞壓迫、病患隱私權受到侵犯之疑慮、幼童吵鬧喧嘩之干擾、漫長遙遠之步行距離、令人困惑之迷宮式指標設計、以及有待改善的停車設施等等。換言之，透過問卷調查，社區居民已經點出了「療癒環境」中可能存在的種種障礙。

事實證明，醫院與社區雙方對「療癒環境」的認知存在著很大的落差，當然，醫院的管理階層並沒有料到會出現這樣的調查結果。在另一方面，院方原先以為病患會針對窗外景觀、花圃造景、採光通風、色系搭配以及掛在牆壁上的藝術品等有所期待，並且提出他（她）們的建議，可是，事實並非如此。到頭來，醫院決定捨棄來自於病患的問卷調查資料，因為院方認為病患對「療癒環境」根本就毫無概念可言。問題是，當醫院試圖釐清並從「院方」的立場界定「療癒環境」是為何物時，病患卻也從「顧客」的立場點出了醫院的盲點與致命傷。醫院沒想到的是，雙方的觀點其實可以說是一體兩面，在解決之道上也可以殊途同歸。令人感到遺憾的，由於環境障礙依然存在，醫院試圖界定並建構一個院方認知的「療癒環境」之努力可以說是徒然無功。而這一切都是起因於本末倒置罷了。

病患滿意度調查所凸顯出來的問題正是建構一個真正的「療癒環境」所必須正視的問題，只不過，「變革」通常伴隨著重重困難，而且所費不貲。有太多的複雜因素與現實考量必須兼容並顧，才有可能對既有的環境進行修補工程。舉例來說，若要改善停車設施，可以考慮增建一座停車場，或是針對現有的場地進行整建。不管最終的決策方案是什麼，在專案進行過程中總會碰到一些問題。至於會有那些現實問題必須加以考量，又有那些可能的障礙因素會存在呢？在本章中，我們會針對這些議題逐一詳細討論。

另外，法規要求與產業標準常常被認為是營造一個良好的療癒空間之障礙因素，可是，無可否認的，它們也是確保公眾安全不可或缺的重要依據。要知道，這些法規主要涉及「公共衛生」以及「環境安全」等事項之規範，因此有了這些安全法規，身處其中的人們在健康與安全方面也才能享有最起碼的保障。除此之外，針對建築物的外觀造型以及設址位置等，不管是中央政府層級或州政府也都訂有各式各樣的相關法規。至於地方政府則通常會先參考中央或州政府所訂立的法規，再研擬出它們自己適用的土地規劃與建築法規。也有一些土地規劃法規會針對建築物之類型、容積率、停車空間要求以及高度限制等提出特別的規範。除了一般性的建築法規，醫療建築設施還另外受到一些其它制度層面的限制，例如執業模式、勞資互動、病患照護的提供、安全性之考量、隱私權之確保以及其它健康照護遞送等林林總總的問題。

由於安全法規與設施標準的約束與牽制，使得設計團隊更加需要發揮創意，才能設計出既符合管理規範又能讓病患感受到親近氣息的環境。病患及家屬通常不會想到這些法規，除非是身處明顯觸犯相關法規的建築設施。俗語說，「好事不出門，壞事傳千里」，不好的宣揚就像野火蔓延般一發不可收拾，進而重創機構組織的信用與聲譽。

例如，幾年前，有一家地區醫院被某一涉及醜聞的醫療系統購併。沒想到，醜聞事件也波及到這一家地區醫院，使得這一家地區醫院的聲譽蒙受莫名的傷害。到後來，社區裡的地方人士只好斥資買回該一機構設施，並且「改名換姓」以找回服務對象的支持。即使如此，還是花了好幾年的時間才讓該醫院走出「惡名」所帶來的創傷。

設施維護與耐久性

對病患與訪客而言，窗明几淨與井然有序是一個優質的醫療設施最起碼的條件，然而，如何保持環境的潔淨舒朗卻也是設施管理團隊最大的挑戰之一。任何一個地方不管設計得多麼漂亮美觀，如果無法加以維護保養，也稱不上是一個成功的「療癒環境」。選用美觀、非制式化、卻又容易維護的素材物料則是克服這些障礙的第一步。

我曾經見識過有些醫院的行政管理者大量使用地毯，試圖營造出一個會讓病患感到親切、友善的環境，等到事後才發覺決策過程中遺漏了維護部門，造成日後的維護保養工作變得困難重重。很自然地，過不了多久的時間，地毯就開始磨損，不但看起來污穢骯髒，而且還持續散發出刺鼻異味。到頭來，傳達給病患及訪客的就是一種「不健康」的負面印象。一般人對這類失敗案例的典型反應就是將地毯撤除，或是在地毯附近放置一個告示牌。不過，根據我們的經驗，這種「因噎廢食症候群」的反應就算在日後有其它更好、更新的產品問世，仍然無法有效解決類似的問題。

目前，市面上已經有許多美觀迷人而且適用於健康照護領域的材質物料問世，不過，人們對產品的耐久性和易於維護性的要求並未因此而有所減少。相較於以往，現在的設計團隊更需要與醫療機構裡的經營管理階層、環境清潔人員以及臨床事務人員等密切地合作，為機構設施選用功能符合、屬性合宜、維護容易的素材物料。換言之，在敲定某一種材料之前，我們不但要知道該一設施區域的臨床功能要求，也要清楚地知道機構組織是否有能力可以進行後續的維護與清理工作。

一個真正的「療癒環境」必須看起來潔淨乾爽、感覺起來舒服自在、聞起來清香怡人、操作起來方便順手；更重要地，還要清理容易、維護簡單。

資源的缺乏會是療癒環境的一項障礙嗎？

在這個管理式照護（managed care）風行的時代裡，健康照護機構必須設法使用較少的資源來提供更多的服務。許多參與醫療服務提供的工作者會對每項事務提出挑戰，尤其是令人感到舒適的事項；在他們的觀念裡，營造一個「療癒環境」所需要的投資遠超過一般醫療機構的能力水平。也因此，我們經常面臨的一項挑戰就是必須為預計花費的每一塊錢提出合理說明，也為每一塊錢所能得到的價值進行辯護。

相較於以往，目前的健康照護制度在決定管理式照護的支付金額時，更加重視以成本為權衡基礎的病患結果。不管是在病患的身體生理方面或是機構設施的財務績效方面，一個能夠發揮支援效能的環境也比較能夠獲得比較好的結果。有越來越多的研究報告指出，具支援效能的環境能夠產生比較健康的病患。例如，如果能在「核磁共振造影（magnetic resonance imaging，即俗稱 MRI）」療程中搭配「芳香療法（aromatherapy）」，則可以減少重複施行的次數（見Dana Farber之報告）；如果病患能從病房裡看到賞心悅目的戶外景觀，也有助於健康的復原，進而降低保險支付機構關心的住院天數；另外，在恢復室裡擺設怡人的藝術作品也證實能有效縮短麻醉後的恢復時間（見Ulrich一文）；當家人或其他較親密之關懷者能充當照護的提供者時，病患也能享受到比較多的情緒支持。事實上，「療癒環境」對財務的依賴程度還比不上對心靈的仰賴程度——病患從中得到的實質利益遠遠超過設計上的成本費用。

身為設計者，我們經常受到不同客戶對象之挑戰，也必須為所花用的每一塊錢負責。要知道，設計的成本代價遠比一般人所想像的要來得複雜。我們不但必須考慮到「設計」本身可以為對環境中的事物帶來那些附加價值，更重要的是，我們必須事先設想到「結果」方面的影響程度——環境的設計是否會衝擊到病患的健康「結果」？

排除障礙的成本代價？

既然「成本」常常被認為是營造療癒處所的一項障礙因素，我們不妨從更廣泛的財務觀點來審視健康照護機構。大體而言，建築物與儀器設備的年度費用約占醫院整體預算的 3%～5%；這一估算值的由來係假設建築設施的原始成本以 20 年作為融資的分攤期間。建築設施的成本涵義經常受到誤解——一般人通常會認為大型建築設施或引人側目的儀器設備所耗費的成本必定頗為可觀，如此一來難免會使得初始成本已算不低的健康照護服務變得更加的昂貴，讓一般人更加地負擔不起。另外的 95%～97%則是屬於比較「看不見」的成本項目，通常是機構在營運方面的預算，其中約有 55%是屬於員工的薪資與福利費用。

附帶一提，會影響到員工生產力與效率的設計方式與品質也會直接地影響到營運成本（參見圖示）。

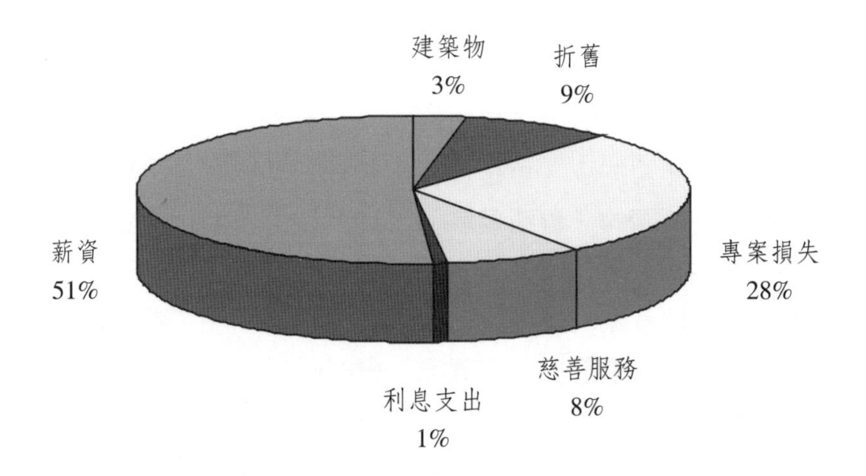

無可否認的，雖然有一些人滿腦子只想到如何用比較「便宜」的方式來做事，可是，必要時我們要懂得「據理力爭」，絕對不能受到

他（她）們的脅迫就輕易地捨棄了我們的理念，甚至卻步不前。要知道，尋求改變的時機應該已經來臨，只不過，如何在「品質」、「成本」以及「服務」之間取得平衡，至今依然充滿著極大的挑戰。唯一可以確定的是，這將是營造一個真正的「療癒環境」的最佳契機。

「療癒環境」索價為何？

營造一個真正的「療癒環境」的成本代價有多高呢？

到目前為止，還沒有人能真正精算出這一個數字。不過，如果我改問說：「建置一家醫院或是一所專業護理之家的成本有多少呢？」我想我應該可以很快地算出答案。這一成本數字有可能像是「每平方英呎$160 元」的初略估算，也有可能像是「總計$2,900,000 元」等針對某一特定專案或設施的精算。在編列預算、準備建造某一醫療空間時，預算數字通常是來自於手邊現成的資料。如果所蒐集的資料、資訊能夠更加地詳盡，預算數字就會更加接近實際的開銷金額。當我們打算為某一健康照護設施（如急診部門）的服務產品訂定價格時，我們會考慮下列的成本項目：建築本體、服務系統、醫療儀器設備、室內裝潢擺設以及一些雜支開銷。過去這一段時間以來，我們已經累積相當多關於急診部門的規劃設計經驗，也完成過許多實際的案件，因此我們非常清楚有那些成本項目應該列入試算之中；換句話說，未知的項目可以說是非常的少。可是，我們仍然不禁要問：「這樣的急診部門就稱得上是所謂的『療癒環境』了嗎？如果答案是肯定的，它的成本又是多少呢？會是相同的成本嗎？還是比較貴呢？」單單就這一個問題而言，我們不難察覺其中有太多的未知數存在。將一個急診部門「變裝」成為「療癒環境」的實際「會計科目」又是什麼呢？

目前，大部分的機構設施似乎傾向於採用「遠離」理想的「療癒環境」設計。這種思維模式不盡然是因為考慮到所要投注的成本可能會過於昂貴，而是因為要界定一個所謂的「療癒環境」並不是那麼的容易，畢竟這當中包含有太多的未知數。這些未知數讓我們在思考、回答一些重要問題時變得有所疑慮、甚至是困難重重——例如，「療癒環境」的價值何在？它又有那些成本項目？如果您真要逼問下去，人們通常會用一些假設性的數字來填補這些空格，只不過，如此一來卻也製造了一些迷思神話。當然，我們也曾經見識過有一些機構組織對未知的成本數字可以說是相當的敏銳，而且後來的事實也證明它們是對的。大部分的行政主管認為如果能夠營造出一個真正的「療癒環境」當然會是一件好事情，只不過他（她）們也認為它的代價可能過於昂貴。所以，問題的根源在於：「這些財務上的承諾（投資）又能產生什麼價值呢？」

探索「療癒環境」的成本議題就像是試圖剖析某一健康照護專案的任何其它成分一樣。我們從已知的部分著手——機構使命、人口屬性、病患需求以及其它確切已知的成本項目。這些成本項目可能包括：健康照護服務的遞送成本、建築構造的成本、室內裝飾陳設成本、財務融資成本、機構營運成本，當然還包括與人員召募聘用、生產效率、替換配置等營運作業有關的人事成本等。

現在，讓我們將「療癒環境」的成分加到這一計算式裡面。例如，我們也許會問：「要如何做才能讓我們的急診部門感覺起來變得比較不會那麼刻板、制式化呢？」可能的解決方案是設計一個聽不到小孩子哭鬧吵雜的等候室；或是增設一間供家人朋友可以紓解哀傷情緒的安靜地方；或者設置一個專供緊急救護運送的獨立入口。當然，也有可能是將某一位常年坐在重要櫃檯的苦瓜臉人員換成另一個經常面帶微笑、做事有效率、懂得關懷、心思細密的人。

這一類型的成本項目大部分不難確認——其中有一些項目會是專案成本的一部分，如新增設的空間或是新購置的設備；有一些項目則會是營運成本的一部分，如櫃檯人員的更換。不管如何，所有的相關項目都必須納入計算之中。此外，預算編製的最後成果還必須做到能夠排列出各個選項的優先順序，而且能夠針對新提專案（如急診部門）在規劃、設計與施行過程中必須注意的事項提出建議與規範。當然，相同的程序與作法適用於所有其它部門與服務範圍。

「療癒環境」之預算

如果真的想要將有意義的「療癒環境構成要素」納入專案規劃過程中，那麼設法編製一份有意義的「療癒環境預算表」就是其中一道既關鍵又有效的手續。就如同一般專案之規劃與設計，「療癒環境」的預算資料也必須涵蓋一般性與特定性類別的項目。在編製過程中，有關確切數字的資訊會在關鍵時刻融入專案規劃裡。一旦「療癒環境」這一議題有了會計科目的「名分」，就可以加以「預算」並進行「價值」與「成本」的估算。例如，假設對病患而言，「多加利用自然光」是一項重要的考量，那麼就必須設法將這一項議題融入「功能規劃與專案要點」階段裡。如此一來，藉由良好的規劃設計，就不必擔心事後會產生其它的「連帶成本」。如果病患要求的是「能到處走動的戶外花園空間」，當然也可以將它融入「功能規劃與專案要點」裡，只不過，如此一來可能會產生「連帶成本」，因為這一項「療癒環境要素」需要額外的空間配置、施工整地、規劃設計、庭園造景以及佈置裝飾等工程費用。

不管如何，一旦決定好要將「花園」納入專案規劃裡的某一個實體部分之後，我們就可以著手確認建造這一座花園所需要的特定項目。例如，在空間規劃時，可能必須增加 500 平方英呎的花園面積；在功能規劃時，則可能會考慮將療癒花園建造成緊臨手術等候區的一塊開放空間。如此一來，在「初期預算」裡可能就會編列一項$175,000 元的「花園費用」。就像其它設施專案一般，等到「療癒環境」變成整個專案的一部分時，它也可以進行專案調整、價值評量、重新配置、規模大小和成本變更等作業，甚至，如果發現有其它更好的替代方案，當然也可以考慮將目前規劃中的「花園增建計畫」予以變更，甚至完全刪除。

攸關成本

有時候，要確切指認建構「療癒環境」所需支援事項的攸關成本並不是那麼的容易，在這個時候，我們可以嘗試藉由區分那些是我們「想要的」、又有那些是我們「需要的」來決定「它」是不是「攸關成本（relevant cost）」項目。至於要如何決定將某一成本項目包括在內或是剔除在外呢？我認為可以參考下列「十點評量法（ten points evaluation）」之建議：

1. 該一「成本項目」的花費是否能夠符合病患與訪客在身體健康或人身安全方面的需求呢？舉例來說，從停車場到大廳前門的漫漫長路上，如果能夠擺放一張長條座椅或許會是兼顧健康與安全考量的貼心設計。由於它不只是作為裝飾之用或是造景之用的「配件」而已，因此不應該被其它考量因素所犧牲或割捨掉。當然，也並非一定得如此設計才可，畢竟還是會有其它替代方案可以用來解決這些考量。

2. 該一「成本項目」的花費是否能夠支援或滿足社區居民的需求？例如，如果想在一個以老人為主體的社區裡增設兒童遊樂區，很顯然地，那會是一項「沒有必要的」成本支出。當然，對兒童及家長而言，兒童遊樂區是一項不錯的設施規劃，只是在一個以老人為主的生活區域裡，會享用這些設施的社區居民畢竟是少數。在這種情況之下，同樣的錢或許可以做更好的運用——例如，針對老年人族群規劃設計一些更有意義的硬體設施或軟體活動。

3. 該一「成本項目」的花費是否符合機構組織的設置目標與使命？例如，當機構組織的使命係著重在「病患教育」時，「增設一般使用者圖書室」就會是一項有價值的考量。機構設施的使命必須是「療癒環境」中「看得到」的項目。

4. 該一「成本項目」的花費是否能夠支援該硬體設施在功能上的考量？例如，在大部分的情況之下，窗戶設計與自然光引流都會得到人們的青睞與歡迎。可是，在置物間、更衣室或檢驗室等地方，「窗戶」的存在反而會讓人感到不舒服與不自在，進而對病患的隱私形成侵犯。

5.該一「成本項目」的花費是否具有長遠的價值？例如，像石頭般的堅硬檯面比起塑膠護墊雖然要來得昂貴許多，然而，應用在使用頻繁的櫃檯表面時，它不但比較持久耐用，而且也比較容易維護和整理，長遠來看，或許反而是值得的。

6.該一「成本項目」的花費是否純粹作為裝飾之用罷了？例如，銅製器具、大理石內襯、大型裝飾吊燈通常被視為是昂貴的飾品項目。如果真的要選用這些項目，就要有「價值」上的考量存在。換句話說，不但要確認該一品項的物料材質符合該一位置的空間搭配與功能需求，也要考慮到病患的觀點與感受。

7.該一「成本項目」的花費是否只是為了迎合一時的流行趨勢？例如，垂吊燈飾與野獸派塗畫（faux painting）或許是餐飲界裡最熱門的流行趨勢，可是，在10年、15年之後，當機構組織需要重新整修、粉刷時，它還會是流行趨勢嗎？

8.該一「成本項目」的花費是否能夠得到機構組織妥善的維護？例如，對某一機構而言，「地毯」可能是病患服務區通道地面的一項適合材質，可是，對另一機構而言，它有可能會是一項大麻煩。基本原則是，機構組織必須能夠有效地維護所建置的項目。

9.該一「成本項目」的花費是否有助於減輕使用者的心理負荷？例如，如果能夠適當地運用藝術品、水族箱、怡人香味、噴泉和花園等，通常有助於降低人們的心理負荷，進而提供正向的憂慮分散效果。

10.該一「成本項目」的花費是否有助於改善使用者的生活狀況？例如，私密更衣室和半私密等候區有助於提升個人尊嚴的心理感受，因此經常會是受到使用者青睞與感激的貼心設計。

價值何在？

設法排除「療癒環境」中的障礙，並為病患在身體機能、心理情緒、社會交際、知識文化和靈性修為等方面的需求貼上合理的價格標籬是一項挑戰，也是一項艱巨的工程。這項挑戰工程的意義在於所追求的「價值」必須能夠支持特定族群的需求，所耗用的「資源」也必須能夠產生具正向結果的復健功效。當然，所列舉的資源耗用項目必須是在預算額度、時間要求、人力訓練、醫事法規、行為態度以及全體員工可接受的程度範圍之內。

健康照護與醫療服務是必須優先考量的因素。雖然說，對大部分的人而言，健康照護制度可以說是相當的複雜與繁瑣，可是，醫療服務與健康照護卻是直接影響到每一個人。Roger Dow在他所著「Turned On」一書中曾試著加總計算照護好一位病患所需花費的成本金額。書中提到：「當我們享受到別人的關愛並受到像『人』一般的對待時，我們變得更加能夠專注與用心。可是在日常生活中，尤其是在生意往來時，即使有需要，我們卻又經常吝於表現出我們對他人的關懷。在學校上課求學時，或是在職場工作打拼時，我們或多或少都曾學過或聽過策略執行、規劃技巧、報表判讀以及其它各種的專業知識。可是，不要忘記，企業的核心還是在於『人』。」更何況，在健康照護產業裡，關懷與照護的好壞程度可能攸關到一個人的生或死。

尋求奧援

在很多時候，療癒處所的規劃建置與成本金額並沒有多少（甚至沒有）直接關係。最近，我們曾帶一群打算建置類似專案的客戶實地參訪某一門診手術中心。在那一天即將結束參訪之前，我們問參訪小組成員印象最深刻的是什麼。其中，手術部主任提到「衣物專用袋」措施——指醫療機構提供「衣物袋」讓病患裝放個人衣物和隨身物品的一項貼心服務。這位客戶解釋說：「目前，我們的做法是將病患的私人物品裝在一般紙袋裡，然後就將它放在擔架上或床邊，或是要求病患家屬整天隨身帶在身旁。」無庸置疑，在我們為那位客戶所規劃設計的專案中，我們不但包含了「衣物專用袋」，也設計了合宜的衣物櫃供病患及家屬使用。這一項改變並沒有增加任何的專案規劃成本，只是增加些微的建置成本罷了，不過所產生的「價值」效應卻是頗高的。

當然，並非所有的方案都是如此的平價。舉例來說，如果打算將某些額外的規劃設計項目也包括在內——如流泉瀑布、游魚池塘或是其它特殊造景效果，所衍生而來的成本費用可能就值得費心思量了。由於這些項目通常不在原始的預算書裡，因此「募款」就成了必要的配套措施。如果最後決定要尋求奧援來營造出這些「療癒環境」，通常就有賴略具巧思創意的募款方法了。在我所見識過的成功募款案例中，通常會有兩項要素存在。首先，必須要有「真正的需求」——並非來自於行政主管或董事會的需求，而是「人的療癒」方面的真正需求。其次，必須要有熱情的「逐夢者」——他（她）們不見得是位居組織架構的頂端階層，相反的，這些擁護者通常是來自於與病患直接接觸的第一線人員。當這兩項要素都具備了，奇蹟就可能會、也真的會發生！

我曾經有幸與這樣一位熱情的「逐夢者」合作過，她是德州瓦克市（Waco, Texas）「Hillcrest Baptist 醫學中心」婦女與兒童服務部（Women's & Children's Services）主任，名叫雪莉・貝克（Sherrie Baker）。雪莉知道她部門裡的兒童設施極需整修、改裝，也固定都會在每年的年度預算編列工作中提出預算要求。可是，每年總有其它更緊急的專案計畫半路殺出，因此，她的專案就這樣一延再延。經過了好幾年的嘗試之後，這一小兒部門的更新專案總算獲得批准，「專案推行會議」也確認了其中一部分的預算項目——提升醫療用氣體、新增隔離室、加強病患照護等。只是，相當令人遺憾的，獲得批准的預算項目裡對促進兒童歡樂氣氛的著墨可以說是少得可憐。不過，雪莉並不是那麼容易就放棄的人。她深信環境會對病患以及兒童的家長產生極大的影響，因此她不願意因為預算問題就放棄她的夢想與遠見。由於她的理念執著與平和的折衝作法，她終於得以如願；她的成功是我所見識過專案計畫中最不尋常的經費贊助案之一。

由於她的熱忱、創意思路以及對專案的全心投入，「兒童村（Kidsville）」——一個完全從社區兒童的眼光來看、從兒童的角度思考，專門為他（她）們精心策畫的兒童療癒環境終於誕生了。到後來，它變成了「兒童大道（Mainstreet）」——到處林立著充滿歡樂、學習與療癒的地標設施；它有著最新穎的電子設備、互動式遊戲、空間探索、雷射表演秀、電腦科技以及光纖產品——可以說是一般兒童醫院裡想都沒想過、看都看不到的項目。也許您會問，我們又是如何承擔「兒童村」的歡樂代價呢？其實不難，我們想到一個獨特而頗具創意的方法——我們將街道兩旁變成店面，然後出租給社區裡的商家或是醫院的一些朋友們，再利用租金所得來支付這些店面的設計費用、營運開銷以及維護所需。整個專案推行得非常的成功，出租店面一間不剩，而且還產生了額外的效益——提升社區居民對「兒童村」的熱情參與，而且帶給居民一種「與有榮焉」的驕傲與得意！每個人都是贏家——兒童與家人有一個非常獨特的療癒環境；社區擁有一個值得他（她）們驕傲、值得參與的活動；醫院得以將開銷控制在預算之內；我們得到設計獎；而雪莉的夢想則獲得實現。

蜜雪兒・紐浩思（Michele Neuhause）是紐約市「林肯醫學中心（Lincoln Medical Center）」的兒童生命專員（Child Life Specialist），也是另一位我有幸合作過的熱情「逐夢者」。在大部分的機構裡，「兒童生命專員」在兒童住院期間的社會與情緒支持任務扮演著非常重要的角色，不過，他（她）們對醫院的行政工作通常卻是難以置喙的。對蜜雪兒而言，即使曾經遭遇過不少的困難，她對打造一間所謂的「兒童遊樂室」還是懷有極大的夢想，因此她非常積極地不斷尋找資源。事實上，光是要張羅玩具與支付特殊場合或假日聚會所需要的材料費用就是一項相當大的挑戰；不過，蜜雪兒要的不只是這些——她想要打造一間全新的、真正的遊樂室。在成功獲得一些玩具與電腦配備的經費補助後，她打算將目標再訂高一些，並利用類似的策略應付更艱難的挑戰——最後，經過我們的通力合作，總算完成了「兒童遊樂室」的經費補助計畫書；而更令人興奮的是，她得到她想要的！此一事件透露出一個重要訊息——只要有心，即使是看起來無法克服的財務障礙還是會有辦法解決的。

或許，我們最大的挑戰是信以為「療癒環境」必定是以醫療機構作為基礎。要知道，居家環境的舒適可以提供病患在康復與療癒過程中一個最佳的環境。沒錯，我們必須仰賴醫療機構繼續提供生病者、受傷者所需要的醫療資源，可是我們也要持續探討如何提升機構裡「人」的生活狀況。「療癒」的過程或許是從醫院開始——如到急診室看診或動手術，不過，「療癒」卻也很有可能發生在機構圍牆之外。因此，我們也必須試著尋求嶄新的、有創意的方法，好讓病患得以在自家舒適環境中進行療癒的過程。

一般而言，人們可不願意被安置在醫療機構裡，尤其是長時間的住院治療。想想看，有誰願意整天躺在單人床上、吃機構裡難以下嚥的食物、見不到熟悉的臉孔與周遭環境、無法享受拍撫寵物的樂趣、或是無法從自己房間裡看到窗外熟悉的景色呢？病患渴望著回家；而對所有的人而言，最好的「療癒環境」就是我們稱之為「家」的地方。即使我們並未生病或感到不舒服，「家」依然是我們休息充電、感到安全、充滿歡笑與享受舒適的地方。只不過，即使是我們自己的家，環境裡面也可能存在著療癒障礙，因此，我們仍然有必要找出那些障礙因素並設法將它（們）排除。我們會想要讓陽光可以從窗口灑進來；我們也會想要可以親近大自然——不管它是一座花園、一個可以餵鳥的地方或是一處可以悠哉聆聽音樂的場所，我們必須設法排除喧嘩，讓自己可以隨性邀約好友，進而享受家庭生活。

「安寧療護計畫（hospice program）」可以說是早期推展得相當成功的居家健康（home-health）模式之一。基本上，人們不想在身上插滿儀器設備的管線、週邊圍繞著陌生人的情形下躺在機構裡死去。相反的，他（她）們希望能夠利用最後幾天，好好享受一下「家」的舒適，然後帶著「尊嚴」離開人世。對很多人而言，「安寧計畫」是讓他（她）們的最後願望可以實現的一種健康照護模式。

我們不必等到「行將大去」才能享受手術後或重大病痛後「家」的舒適。現在，有越來越多的機構組織提供專業化的護理服務以及個人化的健康照護給那些剛出院卻又無力照顧自己的人。居家照護服務用比住院服務更合理的價格提供病患必要的服務。當這種「舒適產業」持續成長時，我們就有必要設法找尋一些非機構化的居家產品以及適切的方法來支持居家療癒以及照護者。

面對環境中之壓力與病痛時，設法找出並排除其中的障礙因素才是比較主動與積極的因應作為。這種作法就好比一個古老的印第安族民間傳說——有一天，不知何故，村子裡有許多人不慎掉落河中，而且即將溺斃。這時候，其他村民來到岸邊，試圖將這些人拉上岸來。不過，當他（她）們自己也精疲力盡時，卻有更多的人因此而掉落河中。到了最後，才有一個人突然想到是否應該到上游處找出讓村民掉落河中的原因。就像這個傳說中的故事，我們應該當個好村民，嘗試探索醫院、醫學中心、急診室和醫師門診之外的環境。探索療癒障礙應從我們自家與工作處所的隱私與舒適狀況著手，確保我們所建置的環境可以支持我們的健康與福祉。

排除障礙——「三步驟論」

療癒障礙的排除是一項歷經三步驟的過程。首先，我們必須「找出障礙」——確認它會造成什麼傷害；其次，我們必須「排除障礙」——設法阻止傷害的發生。最後，我們必須專注於「療癒」的提供——發展出一套改進的方法，設法提供人們想要的「舒適」。

第一步：找出障礙，確認它會造成什麼傷害

在我們自詡已經營造出一個所謂的「療癒環境」之前，我們必須能夠先確定在這一過程中並沒有造成任何其它不必要的傷害。佛羅倫斯・南丁格爾（Florence Nightingale）對此有著極為深刻的感受，並在她所著「Notes on Nursing」一書中極力鼓吹這一概念——「首要之務，

就是不要造成任何不必要的傷害（first do no harm）」（譯註：原文為 “The very first requirement in a hospital is that it should do the sick no harm.”）。時下，在醫療環境裡或個人所處環境中，確實存在著許多會招致傷害的因素，而這些會招致傷害的因素則會對醫院或醫師們所提供的治療處置產生負面的效應。因此，若要營造出一個所謂的「療癒環境」，就必須要先找出這些有害的負面因素，並且設法將它們消除掉。

當然，這不是一件容易的事，不過也不是做不到。我建議採用「評估法」來找出環境中的負面效應來源。事實上，若要徹底評估病患的真正感受，或許有必要藉助於學者專家群的顧問諮詢服務。其次，也可以考慮透過病患、家人、訪客與護理人員之訪談過程，廣納他（她）們的意見，進而找出引發抱怨的主要根源。所蒐集的意見必須包括真正引發身體生理與情緒心理方面不舒適的因素項目——不論是干擾睡眠的芝麻小事，或是危及人身安全的重大事項。只要可能，儘量將半私密性的空間廢除不用，因為它們並不具有真正的隱私性，而且由於病患會「被迫」聽到鄰床病患的哀痛與不適聲響，無形之中也會產生壓力負荷，進而阻礙療癒過程的進行。具有威脅性的儀器設備或是令人感到不適的氣息異味也是會造成傷害的負面因素。在個人的活動環境中，則是要設法找出那些會讓人感到不舒服的因素，包括：有待整修之物件——如關閉不良的門板、或是方便於聆聽欣賞音樂的舒適椅子、或者是一張睡起來舒適好眠的床與迎合個人喜好的枕頭。「環視評估週遭環境，進而列出障礙因素清單」乃是營造「療癒環境」的第一步。

第二步：排除障礙，阻止傷害之發生

在第二步裡，我們希望能夠藉由排除那些會造成傷害與疼痛的根源來阻止疼痛的發生。一旦找出會造成傷害之根源，就必須設法加以排除——消除閃爍刺眼的燈光、壓低監視器的嗶嗶聲響、避免門板的

撞擊吵雜、減低行走長廊的鞋跟踢踏、降低推送不順的吵雜輪響，以及消除來自於傷痛、化學物品或藥品之可怕味道。我們知道這些因素會對病患造成傷害與不適，也會影響到他（她）們的療癒能力，可是，我們似乎已經習以為常，並且將它們當作是環境中的既定模式與標準規範。事實上，我們必須設法找出一種更好的方法，可以在更不具傷害性的環境中提供療癒服務。我們也必須設法不要對那些接受療癒的人造成不必要的傷害。要做這種變革並不容易——醫院團體、醫學領域與醫療機構已經花費了好幾十年的時間從事標準規範、診療程序、醫事法規與臨床實務的發展與改進，只不過，在這當中還是存在著會讓人感到疼痛與不舒服的作業模式。

藉由調整固定支架或是更換燈泡就可以很容易地處理、改進一些會造成傷害的障礙來源——如閃爍的燈光。不過，有一些負面因素卻是比較難以處理——如嚇人、吵雜的監視器聲響。這一類型問題的解決方式可能必須考慮將系統改為警示燈光、呼叫器，或是改變整個醫療作業模式。當然，這些改變有可能會涉及到成本方面的考量，而這些實際上的或認知上的成本項目都會加添人們對改變的抗拒。因此，要設法排除這些環境中之障礙因素就有賴於具創意性的解決模式。不管如何，一旦確認了障礙因素，通常就有可能想出多個不同的解決方案，進而編製預算，詳細規劃如何推展相關的改善方案。

第三步：專注療癒，提供舒適

排除障礙的最後一步在於如何專注「療癒」的進行，以提供人們在身體、心理和靈性方面的舒適感。提供舒適感是營造「療癒環境」不可或缺的一項行動。在本書其餘章節中，我們將探索環境中有那些因素可以用來產生歡樂氣氛、提振精神活力，進而昇華靈性修為。也是在此一步驟中，我們才可以真正自由自在地漫遊於能夠支持療癒過程的環境。

如希波克拉底所言：「在我們每個人當中，讓我們得以痊療的最偉大力量其實就是與生俱來的自然療癒力量。」在另外一方面，為了讓醫療機構能夠發揮最大效能，提供所謂的「療癒環境」，我們必須確保它不但能夠提供身體所需的安全與舒適要求，也要確保它不會造成額外的心理情緒負荷。就像對身體生理可能造成之傷害，我們也必須設法避免對心理情緒造成任何不必要的傷害。「療癒」始於一個人的內在，因此，一個所謂的「療癒環境」必須能夠支持、滿足我們的人性需求。「療癒環境」遠遠超出機構設施的圍牆藩籬——它包絡著我們整個生命的形體界限。「療癒環境」也關係著我們的靈性修為，並為我們帶來喜悅——讓我們抿嘴微笑、開懷大笑、真心愛憐，也引導著我們追求康健、祥和的慾望本性。

chapter

3

療癒者——以「人」為本

「醫療院所或醫師團隊們密切關心的一個核心問題是：
他們是不是真的能夠讓病患
對試圖療癒他（她）的人產生信任；
簡而言之，病患是不是能夠懷抱著
『好事終將到來』的期待。」
——Norman Cousins

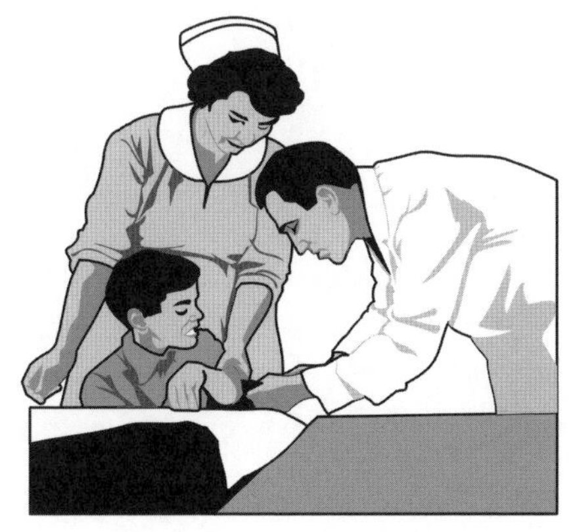

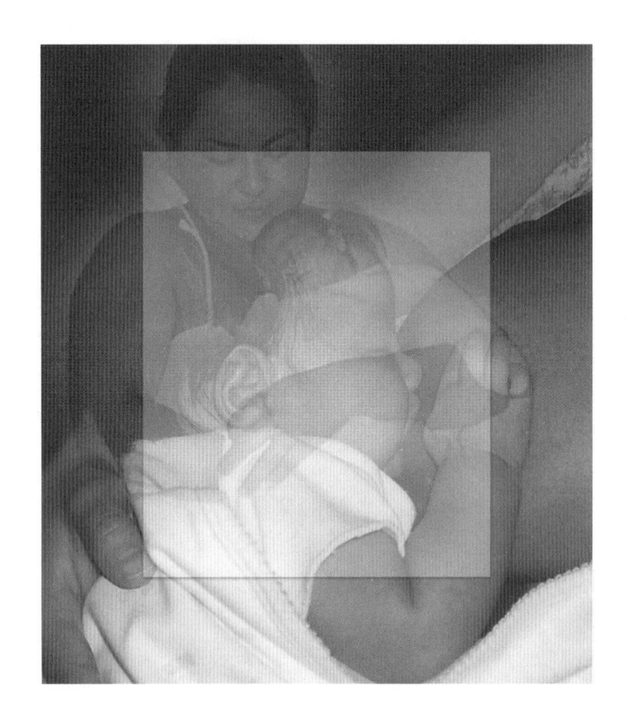

「療癒環境」是用來支援療癒者的場域或處所；「療癒者」則是療癒他人之人。身為「療癒者」，必須能夠提供必要而且合宜的健康照護、感受瞭解與心理諮商給接受療癒的人，因此，在任何「療癒環境」中，「人」（指療癒者）可以說是其中最重要的一項要素。他們不但提供生理機能與心理情緒方面的支援，他們也會幫忙尋求解答、牽手共濟、撫背安慰以及誠摯祝禱。說實在的，能夠創造出這一種療癒奇蹟的正是療癒者與病患之間扶持系統（support system）以及人與人之間用來對抗人生中諸多不順的「愛的力量」的結合。協助我們度過病痛折磨、撐過艱困環境，並贏回所失去的也正是彼此之間的「相互扶持」以及「無私的愛」。「療癒環境」——一個豐富人際關係的處所，也正是「療癒者」在療癒過程中用來彼此協助、扶持的地方。

「療癒環境」係病患扶持團隊中最重要的一項因素，因此，有必要深入瞭解它在身體、心理與靈性三者之間所扮演的重要角色，以及它又是如何影響病患與療癒者本身。本章試著闡述其中的關聯性，以及它們又是如何影響到療癒者與病患雙方對人生福祉與療癒處所的個別感受。

在現代醫學中，很多人經常忽略掉「人際關係是療癒環境中的基本要素」這一項基本觀念。相對地，現代醫學通常必須仰賴診斷、科技以及診療程序才能確認病痛，也因此，最重要的「人的本能」反而被忽略、埋沒了。要知道，健康照護的遞送是一項「有關『人』的服務」，這一個照護團隊的成員包括有醫師、護士、護佐、甚至維修人員。此外，病患家屬——如配偶、伴侶、父母、朋友、小孩、兄弟姊妹、甚至寵物等之間的關係，對病患的療癒能力而言，也都是極為重要的一個環節。當其他人無法勝任或是感到絕望、想要放棄之時，通常是真正的「照護者」才能提供「療癒的神奇力量」給病患；這些「照護者」有可能是父母、配偶、朋友、小孩或甚至只是同事或家中幫傭。不管如何，他（她）是一個真正能夠幫助病患重新建立起人際網絡，也具有神奇力量能夠讓病患重新燃起療癒希望的人。真正的「療癒環境」必須具備一個由有愛心的照護者架構而成的網絡。

「人」的力量

到目前為止，我們將「療癒環境」界定為「一個能夠支援療癒要素，讓它得以發揮真正效能的地方」。雖然這些要素中有許多是屬於生理的、心理的或是靈性方面的，可是，如果真的要建置一個理想的「療癒環境」，仍然需要我們對社會的熱情參與。我們的健康與福祉與我們所處的社會型態息息相關。我們每一個人都是社會發展與演進過程中的一個成員——我們以家庭成員或社區居民的身分參與，並透過各種不同的方法彼此關懷、彼此照護。

> 我們每一個人都需要其他人來成就自我、活化自我。當我們與其他人分離時，我們會感到了無生氣；相反地，當我們能夠跨出去幫助他人時，我們會變得更加健康。藉由加入某一社群或是某一個工作小組，我們可以建立起人脈網絡，找到同好伙伴，也超越了自我藩籬。相較於一個人孤影獨行時，我們發覺可以揮灑的空間變得更加寬廣遼闊、感到更加安全自在、也覺得更有朝氣與活力。為什麼呢？個中道理，一部分源於獨自過活的人不算是完備的人。（Sobel，第 233 頁）

生為人類，想要完完全全地遺世獨立並不容易。藉由和其他人以及社會結構建立起相互依賴性，讓我們得以日復一日地生活下去。不管是在家庭裡、朋友圈中、公司行號裡、或是社區團體中，我們不斷織絡、建立起各式各樣的社會關係。人的一生當中有很長一段時間是屬於「幼年時期」。在這一段時期中，我們極度依賴著我們的母親、家庭以及社區來求得必要的發展、成長和健康。若是沒有了這些養育和照護，身為幼孩的我們可能在成長茁壯之前就已經凋零早逝了。即使到了「成年時期」，我們還是得依靠其他人來滿足照護方面的各項基本需求。如 Sobel 所言：「有組織的群體可以完成一個人所無法完成的事情。最明顯的例子，藉由群策群力，城市逐漸發展繁榮、土地得到經營利用、產業及技術也有所發揮貢獻。」同樣的狀況也可以發生在「療癒環境」裡，只要該一環境中存在著具有養育之心的照護者。

就如同「環境」可以用來支援「療癒」的形成過程，我們的「社交聯結（social bonds）」也可以用來支援「健康」的維護。

> 根據調查分析，一個單身、分居、離婚、或是鰥寡獨居者早逝的機率是享有婚姻生活者的兩倍。就算沒有早逝，這些比較欠缺社交聯結的人因精神失常而住進醫院的可能性也在五至十倍之間。除此之外，像是心臟病、癌症、沮喪憂鬱、肺結核、關節疼痛或懷孕期間可能發生的種種病痛問題，也比較會發生在那些少有社交活動者的身上。（Sobel，第 277 頁）

提攜培育、關懷照護

在嬰兒時期，我們或多或少都受到父母親與關愛者的餵食餔育、愛撫擁抱、梳洗清潔、以及伴玩交談。從這些照護行為中，我們親身經歷過也體會到那種心靈上的舒適與愉悅。萬一生病了，也會受到細心的看護，直到康復為止。從這些經驗中，我們感受到「愉悅」以及來自於療癒過程的「照護者之愛」。事實上，在另一方面，照護者也會從養育、關懷的過程中得到好處。也因此，硬要將照護活動與愛意、關愛、以及被愛明顯區分開來並不是那麼的容易。不管如何，「照護」與「被照護」之間的互動與交流是讓我們能夠長保健康的重要關鍵所在。只是，有多少人會認真探究，在這一過程中的憐憫、培育和照護又是如何地來支援健康的呢？要知道，從幫助別人的過程中，我們之所以也會得到好處，是因為在幫助別人的過程中，我們會將注意力從自身的問題移轉到別人的問題上，如此一來，無形中也減輕了我們的心理壓力。此外，對我們的精神靈性而言，從我們所幫助的人身上得到的感激回饋可以說是一項相當滋養有益的健康要素來源。我們有必要知道「對別人而言，我們是值得注意的、是有重要性的」，而「幫助別人」正可以用來滋養內心那一種渴望。神定、仁慈、利他、慈悲、洞見、歡愉、艱熬、沮喪以及同情心是照護醫學準則之外的人性特徵，只不過，它們每一項都會在療癒過程中扮演著某一種角色。

誰是「療癒者」呢？

終其一生，我們每一個人都有機會扮演「療癒者」的角色。由於天性使然，當伙伴有難需要援助時，通常我們不太遲疑就會設法馳援。這樣的例子俯拾皆是。例如，一個陌生人會在高速公路上停下來，協助孤立路旁等待援手的拋錨者；必要時，一位路過者也有可能會對某位路旁陌生人進行口對口人工呼吸急救。甚至，在我們忙碌的現代生活步調中，如果碰到某一意外事故，或是看到某一位急需協助的人，我們也會停下腳步，撥出時間設法尋求協助。在戰亂時代裡或是國家遭遇重大災難時，我們時常可以看到人們發揮他們的潛能，表現出平日難得一見的英雄本色，即使這樣的行徑可能會犧牲到自身的利益。為什麼呢？其實原因很簡單，當我們看到別人不安或是哀痛時，我們也會感到悚然，而且會寄予深情的憐憫，進而試著提供協助，而這一切的反應只因我們在乎——在乎別人的不幸！

我相信，最上乘的人類情操是高貴的。我們會因為某些個人、家庭、社區、國家或整個世界所遭受到的「痛」而一起哀傷。就以 2001 年美國紐約市所發生的「911 事件」為例，雖然我們大多數人並不認識那些受傷、失蹤或受難者，我們卻自然而然地會對他們產生悲憫之情。數以千計的人們拋下手邊工作，甚至遠離自己的家園馳赴當地，不分親疏挽袖協助；也有許多人大排長龍，就等著捐輸熱血。此外，各式各樣的捐贈物資更是從四面八方源源流入。我們也看到各個領域裡的人民褓母（消防員、救難人員、警察以及醫療提供者）所展現出來的無私救人行徑，也見識到平凡老百姓為了能夠減輕其他人的苦痛，即使知道本身能力有限，也是毫不保留地犧牲奉獻。無可否認的，「照護」活動——無論是「施」或「受」，乃是人類最基本的需求項目之一。

令人納悶的是，既然人性是高貴的，為何我們又都把「療癒者」的角色託付給醫師、護士以及醫療機構呢？是不是我們已經忘了與生俱來的「照護」本能，反而接受「現代醫學無所不能」的認知假設了呢？當我們將一位心所摯愛的人交付到某些醫療專家手上時，是否就意謂著我們應該放棄「療癒者」與「照護者」的角色了呢？只因為我們相信醫療專業人員更適合從事療癒工作，就表示我們不再被需要了嗎？有多少時候，當醫療機構為了「盡其所能」而不准我們在床側陪侍所愛的人時，我們卻從此再也見不到所愛的人最後一面了？這種結局真是令人感到情何以堪啊！

想像一下前不久我在電視上所看到的一個廣告畫面：一位心急如焚的妻子將心臟病發作的丈夫送到醫院。到了那裡，很自然地，她被緊急救護人員阻擋於門外。那種場景似乎意謂著：「你丈夫就交給我們了，一切都在控制之中，我們的醫療人員將會打點後續的一切事項」。在播完廣告商品的神奇療效促銷台詞之後，緊接著出現一段甜蜜溫馨的畫面——被神奇藥品救回的丈夫與心懷感激的妻子再次相聚相伴，共同迎向美好的明天。然而，在現實生活中，結局通常不會是如此的美滿；事實上，並不是每一位罹患心血管疾病的患者都能夠幸運地逃離鬼門關，僥倖地存活下來，而且與家人再次重聚。整個廣告過程中，令我久久不能忘懷的一幕是當妻子被排拒門外，硬生生地被從丈夫身旁拆離時，臉上那種苦悶、無助的表情。在我看來，這就是我們目前的醫療文化。雖然說看起來相當令人沮喪，卻也是活生生的真實世界。

或許，有一部分的醫療機構、醫師、甚至護士人員都堅信為了能夠掌控情勢，進而順利地提供必要的醫療照護，病患家屬必須遠離緊急救護場合。可是，他們所疏忽的卻是另一項更為重要的概念——來自於所愛的人的關愛、扶持與照護通常是讓病患能夠支撐下去的關鍵因素。

最近，在一次與客戶會談的場合中，一位來自於美國 Walter Reed 陸軍總醫院（Walter Reed Army Medical Center）的醫師告訴所有與會者「病患的意志是相當重要的求生能力來源。」他舉戰場上受傷的士兵如何在身受重創、奄奄一息的慘狀下仍能忍痛待援、終獲解救的例子作說明。受傷者從幾近無法馳援的艱困環境中脫離出來，歷經顛簸坎坷的載送過程，好不容易抵達醫療機構，結果卻在到達醫療機構後沒多久就氣絕身亡。為何會發生這樣的結局呢？有一種說法是他們本來就無法久活，「死去」只是遲早的事罷了。然而，另一種較適切的思考角度是，當病患將他（她）的生存機制全盤託付給醫療、藥物的同時，他（她）也失去了支撐自我求取生存的能力。這意謂著，即使我們無法（也不應該）抹滅現代醫學在治療疾病及傷痛時所能發揮的重要角色，它終究還是比不上一個人自身所擁有的療癒能力。

在與這位具有獨特見解的醫師交談過程中，一些值得深思的問題陸續浮現我的腦海，也慢慢融入我的思維裡：

- 應該如何將這一套「理論」應用到醫療機構裡呢？
- 應該如何協助病患持續保有他（她）的求生本能呢？還有，
- 應該如何善加運用病患親友所提供的無限關愛與親密扶持力量來提升病患的治療結果呢？

一般而言，在病患的治療過程中，即使已經到了病危搶救的時刻，大部分的醫療機構還是不允許病患的親友陪伴在旁，因此，最後的結局通常是病患在「舉目無親」的情況下走了，徒留下家人、朋友承受著無法釋懷的悲傷、咎責以及無法得到解答的疑惑：「如果當時我在場的話，情況是不是會有所改觀呢？我是不是能夠讓他（她）感到舒服一些呢？如果我能陪侍在側，是不是會讓他（她）走得安祥一些呢？」令人很難過的是，許多的研究報告都呈現出肯定的答案；也就是說，如果能夠讓病患與所愛的人在關鍵時刻相處、共同經歷這一階段，說不定能夠產生意想不到的奇蹟與效應。否則，所愛的人可能會在往後好長的一段時間裡，承受著那些疑慮所帶來的納悶與折磨。

值得慶幸的是，在我們圈子裡（醫療設施建築設計領域），已經有不少人開始想一些方法來應付目前的醫療制度與照護模式。我有一位朋友是醫療設施建築師，最近他經常出現在加護病房裡，陪伴著即將往生的父親。由於院方不准病患家屬在院內過夜，我這位朋友還被親自送出加護區，甚至被告知在天亮之前不得回來。我這位朋友感到相當的沮喪，也擔心獨自一個人在陌生地方與病魔搏鬥的父親會在夜裡突然撒手西歸，於是他覺得非回去不可。他向護理人員求情，可是無功而返。於是，憑藉著他對建築設計方面的專業與知識，他從天花板上的管道偷偷溜回父親的病房。看到這一幕，護理人員對他的違規行徑視若無睹，甚至因為佩服他的堅決意志及聰明巧思，反而讓他留在房內，握著父親的手，陪伴他度過冷清、孤寂的夜晚。有許多的護理人員也曾告訴我類似的故事，並表示說在這種情形下，他（她）們通常會轉過頭去，當成沒看到，讓病患與家屬或所愛的人共享最後相聚的時刻，讓關愛、照護與療癒情愫作最後的交流與融合。

如果真的要能夠達到「療癒」功效，醫療環境就必須允許並支持病患親友的存在與協助。要知道，對病患而言，他（她）們的現身、關愛、照護以及呵護有著極為重要的意義，它對醫療結果的影響力更是不容忽視。硬要將病患與所愛的人分離可以說是極為不自然、也不合乎人性的作法，尤其是在病患亟需扶持、關愛的緊要時刻。當然，能夠發揮這種療癒角色功能的並不侷限於家人或親密朋友，有時候也會延伸到一般外圍圈子裡的人，如負責行政工作的書記人員。記得有一次，我丈母娘必須進行一項簡單的疝氣手術。在著手準備相關事項的過程中，我們發現該次手術被安排在市區的另一邊進行，那是一個她的家人都不曾去過、也不願意去的地方。當我們問她說為何不在她原本的醫院進行就好呢，她回答說：「電話中那位小姐告訴我說必須到市鎮另一邊的醫院進行，如果我告訴她說我想要到原本的醫院進行，我怕醫師會不高興，甚至不願意好好幫我進行手術。」在這一故事裡，負責排程的書記人員原本有個好機會扮演一位稱職的「療癒者」——協助病患，讓他（她）相信自己會受到良好的照護；比較可惜的是，那位書記人員錯失了這個機會。

如同上面例子所呈現的，「療癒者」可以涵蓋任何一位會影響到病患福祉的人們身上。雖然醫師、護士、醫技人員、藥師、復健師或其他從業人員才是提供直接醫療照護的人，然而，家人、朋友、社區、社工人員以及靈性諮詢者卻也提供了一個人在尋求療癒時所需要的心理與情感上的支援。總結一句，任何一位願意毫不保留地提供溫情與關愛的人可以說就是所謂的「療癒者」。

療癒關係

我們一般人，尤其是病患，都會渴望得到有助於健康與福祉的人際關係，而搭建起療癒橋樑的個人關係就是「關懷與同情」。在這當中，有許多人會以「促成者」的角色參與其中。不過，毫無疑問地，跟病患最接近、也最有可能在所愛的人生病或受傷時無條件奉獻出關愛與照護的就是家人了。

家人的角色

就本質而言，照護關係就是一種「療癒」過程，而提供照護的人就是所謂的「療癒者」。每一個人的母親就是他（她）的第一位療癒者——我們依靠母親得到生命、食物、溫暖以及安全。若沒有這一位最初始療癒者的養育與照護，每一位小生命很難平安度過它的嬰兒時期。在很多時候，會察覺到我們所愛的人有健康照護方面需求的，往往就是家中的某一位成員。基本上，家人與好友是我們最親近的人，也會最先注意到我們身體外表、飲食習慣、睡眠模式或是精神活力方面的變化。通常，他（她）們也是會對我們噓寒問暖、甚至鼓勵我們採行必要措施的人——尋求醫療諮商、改變生活模式、服用維他命或是度假放鬆心情。如果這些方法還是行不通，通常也是他（她）們督促著我們去看醫師，進而陪伴我們走過必要的療癒過程。

「家人」確實是我們自身健康的最大投資標的。不管是父母與小孩之間、兄弟姊妹之間、夫妻伴侶之間或是親密好友之間，那種「彼此關愛」的連結性會讓雙方更加的親近——當有人遭受痛苦、折磨時，我們也會跟著感到痛苦；當有人身體違和，甚至離我們而去時，我們更會悵然若失地思念。家人彼此間的關愛驅策著我們儘速回復健康，因此，在「生病——康復」的過程中，家人扮演著非常重要的角色。我們不只是在治療病人罷了——在整個療癒過程中，家人是不可缺席的一員。

在最近參加的一項「加護設施設計（Intensive Care Design）」研討會中，我有幸聽到一位經驗非常豐富的加護病房護士述說著她的心得。她說她可以根據病患家屬從醫療專業人員那兒所得到的病患最新狀況的程度，而預測該位病患療癒成功的機率有多高。毫無疑問的，這一項敏銳入微的觀察心得對療癒設施的設計提供了另一個思考方向。

照護人員的角色

在整個療癒過程中，醫療照護人員——基本上泛指第一線護理人員、技術支援人員、藥劑師、雇用看護人員以及志工等，也都扮演著重要的角色。由於與病患有著更為直接的照護關係，護士、護理師或醫助們通常比醫師更有機會對病患提供更正向的協助。也因為如此，病患通常比較能夠輕鬆自在地與他（她）們相處，進而更不保留地陳述或詢問一些比較敏感的問題。事實上，護士通常會使用比較通俗的語詞與病患溝通，也比醫師更會使用個人式語詞作說明解釋。更重要地，對病患而言，這些直接接觸的看護人員是「真實的人」，也是他（她）們可以辨認並建立起親近關係的對象。

基本上，這種關係也會是雙向的。在療癒過程中，看護人員真誠地關懷病患及家屬的需求與福祉，這一切病患都感受得到。這些年來，我經常有機會與在醫院部門、診所或養護機構服務的照護人員相處，我越來越覺得真正會努力改善病患照護工作的是這些第一線的照護人員。他（她）們當中有許多人曾和我分享他（她）們的經驗故事。

醫師的角色

在許多醫病關係中，人們錯失了相互瞭解的機會。在過去，醫師對病患及家人的瞭解不僅止於「病患」而已，而是把他（她）們視為「一般人」來看待、來應對，也因此，在看診的過程中，會有社交行為的發生與互動。曾幾何時，這一切都成了過去。不幸的是，這種失落也連帶讓我們失去了「療癒」過程中一項重要的精髓；沒錯，現代的醫師們可沒有多少時間可以拿來跟病患進行社交互動。一般而言，為了講求效率，醫師們必須嚴守預訂好的排程表，也因此常被緊湊的診療排程壓得挪不出時間，更別說是仔細傾聽病患的訴說了。甚至有時候，醫師會因為過於專注在記錄病史或詢問病況等工作，結果連抬一下頭看一下他（她）的病患的時間都沒有。也就是說，醫師與病患相處的時間只有短短幾分鐘，在這種情形下，又要如何確實判斷病患的健康需要呢？也因此，當我們得悉正確的初診比例還不到 12%時，我們也沒必要感到過於驚訝了。

此外，有許多醫師在看診時偏好「獨自」診療，而不希望有病患的其他家人在場，理由是他（她）們認為如此一來比較能夠掌控局面，並且能夠將注意力集中在病患身上。不過呢，Lowen 博士並不認同這種作法。他是一位頗負盛名的醫師，對「醫病關係」這項藝術也頗有獨特的見解。在他那本「失落的療癒藝術（原名為：The Lost Arts of Healing）」一書中，他特別提到：「『療癒』並不是要放棄醫藥科學，而是要設法用一種更細膩的方式將『現代科學』與『醫療照護』整合在一起」。我相信，如果能夠有所選擇，所有的病患都會希望在諮詢過程中能有親密的家人陪同。Lowen 博士確信「家人的參與會加快而不是阻撓重要診療訊息的流通，如此一來，也會縮短『認識病患』所需要的時間。」

醫師與病患之間的溝通模式也會影響到他們對病患的照護。就如同「水能載舟，亦能覆舟」，醫師所擁有的強而有力的工具——言語措詞，也是一項「既能療癒，亦能斲傷」病患的工具。Lowen 博士曾列出上百條一般醫師看診時可能會脫口而出的不恰當字句，其中最常見的有下面這些：

- 你的時日不多了。
- 你的身體狀況正快速衰退當中。
- 你隨時會翹辮子。
- 你就像一顆會走動的定時炸彈，隨時會爆炸開來。
- 你的心臟病隨時會再發作，甚至更糟。
- 再不快點，死亡天使已經在向你招手了。

在該一書中，Lowen 博士也舉了一個真實案例來說明不恰當字句所可能造成的負面衝擊——有一位最近才又心臟病發作的病患再度被送到急診處，結果，從急診處的另一端不時傳來某一位急救醫師的吼叫：「他快不行了！他快不行了！」（Lowen，第 65 頁）。要知道，「恐懼」並不能激勵病患的痊癒。Lowen 博士在他的書中提到：「當『恐懼』佔上風時，明智的決策就會被埋沒不見。更糟糕的是，過度的負面情緒會惡化疾病症狀，嚴重影響到療癒的進行，進而損及病患的預後結果。『生病』本身就會侵蝕一個人的自我意識，讓病患掉入絕望深淵；在這時候，醫師是他（她）們所仰賴依靠的對象，因此，從醫師口中所冒出的不恰當字句更會容易地傷到病患的療癒。」（Lowen，第 73 頁）

由於我的親身經驗，因此我可以瞭解到當一個病患從醫師口中聽到不恰當的字句時，內心那一種很不好受的情緒反應。有一次，當我的醫師要我開始服用某種藥物來設法降低膽固醇時，我表示我希望能夠嘗試另類法子。結果，我所得到的回應是：「你是不是想要再來一次心臟病發作？」或許，對醫師而言，這些可怕的預言只是一種普遍的「行銷言語」罷了，希望能夠藉由激起病患對生命的恐懼，而加快他（她）們對醫師指令的順從。或許，也有可能是因為我們的「訴訟文化」使然，讓醫師們不得不對病患提供比較率直的事實真相，以免日後吃上「隱匿病情」的罪名。不管理由是什麼，「當一位醫師無法用比較軟性、婉約的語詞來緩衝可怕的預言時，病患就會覺得醫師毫無一絲憐憫心性。如此一來，那位醫師就無法建立起那種需要『尊敬』與『信任』才能發揮功效的醫療專業關係了」（Lowen，第 74 頁）。由此可見，身為醫師，不管動機為何，用那種只會讓自己失去「受到尊重」的語詞來「攻擊」病患是絕對沒有好處的。

沒錯，無意當中的一言一語都具有造成重大傷害的力量，不過，它卻也具有協助療癒的深遠潛能。

療癒過程所需要的不只是科學與藥物罷了，也需要「正向的期待」與「對醫師的信任」。能夠釋放出療癒能量的最基本要素就是「樂觀」，而一言一語則是扮演著當中的傳送機制角色。正向的強化作用帶有「活化生命」的好處。西方醫學之父——希波克拉底，曾說：「有些病患明明知道他（她）們的狀況極為危急不保，可是卻能憑藉著對醫師的信任與滿意而恢復健康。」「對醫師的信任」是療癒藝術中極為關鍵的一項要素，也是醫師追求極致成功時不可或缺的因素。即使是在無法康復的情形下，「樂觀」與「療癒語詞」仍然有助於提升病患的福祉。

那些控告醫師的病患常說，他（她）們之所以會這麼做，最主要的理由是他（她）們認為醫師缺乏他（她）們所期盼的關懷。另一個理由是，就他（她）們所知，當他（她）們需要醫師時，

> 醫師總是不見蹤影，甚至離棄他（她）們而去。還有一種情形是，有時候醫師會對病患的內心感受來個刻意忽略、不予理會，遑論站在他（她）的立場，為他（她）們設想、思考處置對策。也難怪，源於『溝通不良』所造成的訴訟事件比例比『醫療疏失』本身所造成的訴訟事件比例要來得高。（Lowen，第 148 頁）

一般而言，平常就比較願意多花點時間在病患身上的醫師通常也是比較富有同情心的醫師，也因此，即使他（她）們並不擔心與漠不相關的陌生人對簿公堂，有趣的是，他（她）們通常鮮少會因醫療疏失事件而被病患告上法庭。

病患的角色

就如同療癒者、看護者、家人以及醫師們各有合宜的角色要扮演，病患本身也必須學習「如何與醫療專業人員打交道」這一項藝術。醫學的功用在於「治療」；病患尋求的是「療癒」。因此，「療癒」的目標必須融入「治療」的醫療過程裡。「療癒」是尋求一種「平衡」的關係；病患努力經營這種關係。身為病患，我們必須認知到科學與醫學上的極限。沒錯，科學與科技在現代醫學方面創造了不少的奇蹟事件，不過，至今它還是無法做到協助人類「避免死亡」或解決許多末期症狀所帶來的困擾問題。在「尋求康復」的路上，醫師與專業照護人員是關鍵的成員要素。然而，病患也不能因此就將「療癒」的責任完全推給醫療專業人員。換言之，病患本身必須為自己的健康與福祉承擔起相當的責任，也必須體認到選擇不同生活模式所可能帶來的後果。醫師僅能提供改變之「建議」，而病患必須瞭解到「治療」與「處方」並不能保證「快樂」或「療癒」的發生。我們不能期待醫學可以幫助我們解決文化上、社會經濟現狀、暴力、恐怖主義、對立關係或任何其它會影響到我們生命的諸多議題所帶來的相關問題。

當我們決定要尋求醫療諮商時，「設法取得所有必要的訊息」是身為病患應有的責任。身為病患，我們必須有辦法詳細陳述主要問題及可能原因，也必須知道所有曾經用過或正在服用中的處方藥品、維他命、補充劑及成藥，更要知道這些東西對我們所造成之效應。若想重新返回健康大道，病患有必要承擔一些基本的責任。要知道，病患與醫師之間的「完全伙伴關係」是不可豁免的，也就是說，病患不能完全被動式地接受醫師的指令與決定；相反地，他（她）們必須與醫師共同分擔責任與義務。病患必須學習「如何聆聽與溝通」之技巧，也要學習如何針對健康疑慮及醫師處方提出問題。再者，如果病患考慮帶家人或朋友參與看診過程，也必須事先跟同行陪伴者以及醫師們討論並界定好他（她）所扮演的角色，如此一來，才能真正發揮應有的療癒功能。

療癒態度

人與人之間可以相互授受的一項重要天賦就是看護、關愛和積極的態度。運用得宜，這一種態度可以用來改變一個人的生病歷程。積極正向的態度可以注入希望的力量，激勵康復的重現；相反的，消極負向的態度則可能扼殺一個人的求生本能。舉個例子，當一個小孩子跌倒時，通常會哭得淚眼汪汪。這時候，如果媽媽看到了，並且將他（她）扶起來，吻乾他（她）臉上的淚水，然後安慰著說：「不要怕、不要擔心，不會有事的。」這時候，小孩子感受到媽媽的注意及正向的態度，很快地，他（她）就會破涕為笑，恢復之前快快樂樂、嘻嘻哈哈的模樣，好像不曾發生過什麼事情似的。事實上，在我們內心深處，我們一直深信著「母親」所具有的神奇力量。即使長大成人了，當我們不幸罹患重大病痛或傷害時，就算在這時候，年老的母親可能已不再有能力幫助我們，甚至已不在我們身旁了，我們還是會試著尋求「母親」的看護與慰藉。在我們的生命過程中，我們也會對其他關心我們的人產生類似的反應，希望能夠從他（她）們那兒得到應有的慰藉。也因此，如果某一位看護者所表現出來的態度不是那麼的積極、正向，也就不會讓人感受得到有希望；甚至，它很可能會對病患的療癒能力產生重大的負向效應。

人的定位

「療癒環境」提供一般性與特定性的處所讓人們能夠與所關心的病患進行交流、互動。因此，一個規劃完善的照護團隊會設法將病患以及他（她）的家人都納入其中。基本上，在整個照護過程中，這個團隊的所有成員必須彼此通力合作、設法發揮功能——從一開始的醫療諮商，歷經診斷、檢驗、處置及治療，一直到病患能夠回復到正常的日常作息。有時候，家人與朋友必須發揮「充當病患耳目」的功能，尤其是當病患過於疲憊、虛弱或過於焦慮而無法仔細解讀診斷與治療行程時，家人或朋友就必須代為提出相關問題，或者代為記下重要事項。家人也必須盡可能提供醫療過程方面的協助（如交通往返）以及心理情緒上的支持——如激勵、引導、營造愉悅氣氛或傾聽。當然，親密好友以及左鄰右舍也可以扮演類似的角色，發揮類似的功能。

如果我們想要讓療癒團隊確實能夠發揮應有的療癒功能，有一些注意事項必須加以仔細考量：

針對病患及家屬部分

- 在整個療癒過程中的每一個階段，考慮安排一位家庭成員陪同。
- 提供簡單、便利的停車、下車方式。
- 避免讓病患在進行術前相關服務項目時繞走不必要的路程，或是必須往返數個不同地點才能完成相關檢驗或準備工作。
- 營造一個可供家人陪侍相伴、撫慰扶持的等候區環境。
- 務必記得提供可以容納特殊族群（如兒童、老年人）的空間。
- 除了病患及醫師外，檢驗室的空間設計也必須可以容納至少一位訪客。
- 在入（出）院櫃檯等必須蒐集個人隱私資料之處所，善加規劃空間，讓它可以容納得下病患及至少一位同行者。

- 在檢驗室或放射科等地方規劃家人等候區。如果病患與家人能夠在同一個地方一起等候，他（她）們會覺得比較安心，也比較滿意。
- 在家人等候區或鄰近地方提供便利的電話、洗手間以及茶水、點心等服務。
- 規劃具有隱密性的諮商空間以及可以抒發情緒的隱密處所。
- 在病房裡或鄰近緊急照護區提供可以睡眠或休息的場所。
- 提供休閒室，讓病患與家人在特定節日或生命中的重要日子裡能夠一起慶祝歡度。
- 提供重度病患家人可以烹煮、洗滌以及盥洗的設施規劃。

針對家人及醫事人員部分

- 隨時將病患的最新狀況告知家人，尤其是當病患被移動到其它地方或狀況有所改變時。
- 明確標示辦公室位置並註記在場服務時間，讓家人可以就近找到護士或社工人員。
- 規劃可供病患家屬及醫事人員進行會談、討論的空間。
- 指導家人如何使用相關設施，尤其是在下班時間之後。
- 將家人納入病患治療計畫中，並且鼓勵他（她）們參與照護團隊。
- 避免造成動線交錯——規劃病患服務區，並將家人區與診療區分開。

針對醫事人員部分

- 提供安全、便利的停車設施。
- 規劃短程步行距離可達之工作區域（接近病患、設備及衛耗材）。
- 提供舒適、符合人體工學設計之座椅，也可以就近使用電話、洗手間及茶水間。
- 規劃可以採用自然光的空間設計。

- 提供醫事人員舒適的交誼廳、置物櫃、可放置貴重物品之保險箱，以及可供同事彼此交換意見、凝聚共識之會議室。

針對醫師部分

- 提供安全、舒適的停車設施。
- 提供可就近使用電話、洗手間及茶水間之設施，以及口述/記載病歷之空間。
- 提供舒適的醫師交誼廳，並配備有可供上網、連接電腦電源、書寫工作、觀看有線電視、飲用茶水點心、放置私物、盥洗等功能的設施，以及可供同事彼此交換意見、凝聚共識之會議室，還有乾淨、舒適的「值班」休息室。
- 規劃可供病患家屬及醫師會談、諮商的空間。

在健康照護的環境中，最迫切需要的事項通常是能夠滿足人類基本需求、可以讓照護工作更加順利進行之相關議題。我們必須設法在具有不同需求的對象（醫事人員、醫師、家屬以及病患）之間取得平衡，以營造出真正的「療癒環境」。如果過於專注在醫師身上，而不考量清潔人員或檢驗技師之需求，醫病之間的關係就無法順利運作；如果只注意到病患，而忽略了病患家屬的需求，整個運作也是不完整的。當療癒者對空間感受的需求獲得滿足時，人們才能發揮最大功效，進而營造出一個可以提供病患所需的療癒環境。簡單一句話，人類的需求是彼此交錯影響的。

「能夠與他人建立起網絡關係，進而形成其他人生命中的一部分是每個人生命過程中一件很重要、甚至是生命中不可或缺的事情。我們的生命、健康、還有我們的命運都與其他人息息相關。『最上乘的自我中心就是無我』或許就是人類演化過程中一項大驚奇吧！」（Sobel，第 237 頁）。當我們沿著「療癒環境的本質」一路繼續探索下去，我們終將發現，真正對身、心、靈的療癒能產生不同效應的是「療癒者」所展現出來的照護行為，與那一份誠摯的愛意表現。

chapter

4

身軀——外形塑造

如果其它事物都是神聖的，那麼，
人的身軀當然也是神聖的。
——華爾特・惠特曼（Walt Whitman；
譯註：美國詩人，1819～1892）

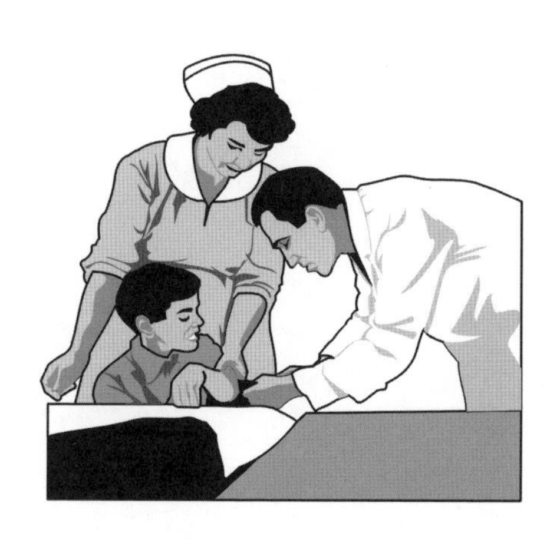

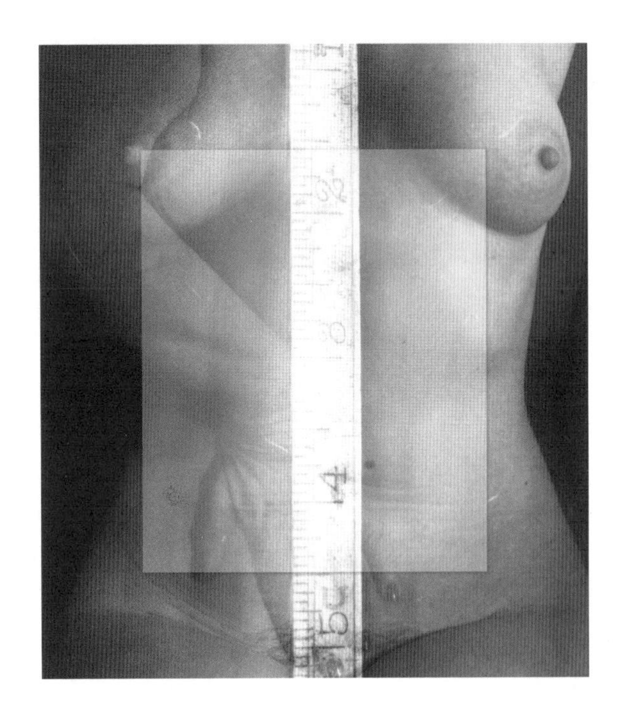

長久以來，生病與療癒等相關議題都專注在一個人的身體生理方面。根據定義，所謂「生病」就是生理健康方面發生了某些故障。同樣的，「療癒環境」這一概念也是從身體的舒適與支援切入。因此，若要能夠提供適切的支援服務，滿足身體生理的需求，就必須先詳細檢視所處的醫療環境，再決定有那些治療項目與療癒過程對我們身體的療癒是真正有幫助的。在「療癒環境」的開發過程中，就我們的「身體」而言，可分兩個層次來討論。第一個層次討論如何藉由提供最基本的「舒適」來支撐我們的形體，而這也是本章所要討論的主要內容。第二個層次則是涉及人的「五官」所感受到的療癒環境，我們將在第五章進行詳細的討論。

時下，所謂的「健康照護」通常專注於針對我們的身體進行生理剖析與呈現，並透過佈滿複雜、奇特設備的高科技環境來進行健康照護的遞送工程。醫療機構承諾採用最新的科技與方法來治療疾病，例如新的立體攝影技術能夠「看進」一個人的身體內部，讓一般人不得不感到著迷、佩服；機器臂手術也可以讓外科醫師著手進行遠比直接用人手來得更精密的挑戰任務。曾幾何時，核磁共振儀已變成是一項相當普遍的診療工具。不需醫師親自看診的實驗室檢驗方法也快速成為診斷大部分疾病的一個選項。這種高科技趨勢不但沒有退熱，反而以幾何倍數的速度成長。時至今日，我們更加需要能夠從「高科技」與「高觸按式」結合的世界裡，找出可以真正提升人類「舒適」感受的因子。沒錯，在現代醫療世界裡，大部分的診斷、準則和治療變得非仰賴科技不可。當電子科技和電腦設備逐漸導入醫學領域裡，進而發展出更新穎的儀器設備時，醫療科技也就不斷地成長。然而，就算這些新穎的儀器設備再怎麼令人雀躍，它終究是無法取代或遞送人們與生俱來的同情心、憐憫情。儘管任何一項醫療儀器設備都是先進醫學與其它科學的產物，大部分的終端使用者對這些科技產物還是會感到害怕、受迫、甚至不瞭解。尤有甚者，即使有了醫療科技，我們依然會生病、依然會發生意外、依然會死去。採行「科技」途徑進行「療癒」的一項缺點就是會流於「受害者信念（victim belief）」。也就是說，我們的身體是疾病、細菌、創傷或某種壞東西的「受害者」，它們「無辜地」攻擊我們，造成我們身體上的病痛；而科技與治療則是設計來反擊或殺害這些入侵者的工具。我們的法律系統奉行的就是這一派的思維與信念。

既然我們這個國家（指美國）擁有許多高科技的醫療技術，我們理應能夠享有最佳的「健康福祉」。然而，就事實而言，美國人甚至還享受不到這世界上最好的「生活水平」。「如果拿平均國民所得、平均壽命或嬰兒死亡率作為衡量標準，美國人並不是排在最頂端的一個；事實上，美國人只排在第七位。」（參見Bread for the World Institute on Hunger & Development, Second Annual Report on the State of World Hunger，1991年）。

> 比起法國、西德或英國等地的醫師，美國的執業醫師習慣上會採用比較多的診療程序與檢驗次數。他（她）們通常不用藥物治療，而偏好採用比較具有侵入性的手術療程；就算是使用藥物，所用的劑量與藥效也比其它國家的醫師要來得「強」、來得「重」。尤有甚者，即使根據研究報告的結果，官方建議的劑量已經有所調降了，還是有許多醫師相信高一些的劑量會是比較好的。（Payer，第125頁）

美國人深愛、迷戀「科技」——當我們想做某些事情時，最好能夠「找到」某些科技與方法，可以很快地幫助我們完成；因為，如果沒有辦法很快地完成，我們很容易就會感到沮喪。到頭來，我們變得不善於處置慢性疾病了——如糖尿病、心臟病和老人癡呆症等。非侵入性的治療，如復健、維他命保健以及生活模式的改變並不普遍，因此在美國並無法得到主流學派的支持。例如，在美國我們很少聽到有人採行「溫泉醫療（medical spa）」進行治療，只因為至今醫學上還是對它的治療效果存有疑問罷了。

沒有人真正知道未來的醫療科技會是如何的演變與發展。不過，就目前的趨勢來看，在健康照護的遞送模式中，「高科技醫療技術」仍然會繼續扮演著重要的角色。最新一代的醫療診斷——如核磁共振造影儀（MRI）、電腦斷層掃瞄（CAT）、超音波、正子造影術（PET）以及掃瞄器等，以及各式各樣的檢驗與手術設備，帶來一波波知識與治療上的重大突破與成就。我相信，美國人也會持續不斷地開發出更新穎的科技與設備，作為對抗各種疾病的主要武器。然而，在「草根階層（grassroots level）」的尋常消費者們卻也開始設法尋求更合理、更容易理解的方式，來跟疾病打交道。換句話說，一方面，醫師們依然開立越來越多的檢驗項目，試圖為病患找出究竟哪裡出了問題；在另一方面，病患卻希望醫師們能夠多看著他（她）們、傾聽他（她）們，而不只是看著檢驗報告的結果罷了。我們知道，消費者自掏腰包支付輔助性醫療服務（complimentary medicines）與另類療法（alternative therapies）的金額要比支付一般醫療復健的金額來得多。可是，輔助性醫療服務的提供者為了能夠更加瞭解病患的疾病與生活模式，他（她）們所投注的時間與心思也遠比一般醫療服務項目的提供者要來得多。更何況，這些提供者也比較會採用更加接近自然、更可以讓人理解的方式來進行診療處置與療癒過程——這一項有趣的事實現象似乎可以透露或傳遞某些重要訊息給那些專門從事醫療科技開發的研究者與製造商。值得深思的是，科技若要能夠不被時間淘汰，它就必須要能夠讓終端使用者感到是「可以理解的（understandable）」。

早期醫院之降臨

「療癒」並非一定要在複雜的醫療環境中透過科技與科學的協助才能進行。早在五千年以前，在古中國、印度、希臘和埃及等國家裡，就有人開始針對人體的「健康」進行探索。這些古文化將「生命」視為一個「整合性的個體」，也就是說，它們認為「身體」是生理、心理和靈性等生命構面結合而成的一個系統。「這些古文化深信有一種普遍性的生命力量存在。在印度，它稱作『Prana』；在日本，稱作『氣（ki）』；在古希臘，則稱作『Preuma』。」（Monte，第7頁）。它們追求的問題其實很簡單：「到底是什麼東西賦予我們的身體（或某一部分的身體）生命的呢？」設法瞭解這種「生命力量」的追求也就成為解開「療癒如何提供身體修補受損、對抗疾病和克服困境」疑慮的核心焦點。相反地，現代醫學卻是仰賴藥物和手術來處理健康相關的諸多問題。

在世界的某些角落裡，仍然有許多屬於比較傳統的人們，利用飲食、藥草、按摩、淨腹（purgative）、流汗、清新空氣和陽光等作為施行療癒的媒介或途徑。世界上最古老的一本醫學書籍——古中國歷史「黃帝」所著的「本草綱目（The Yellow Emperor's Classic of Internal Medicine）」——將生命的「和諧與平衡」視為健康、長生的關鍵所在。書中特別提到「陰陽和諧（balance of yen and yang）」——追求飲食、休息和勞動的中庸行道（moderation）與平衡（balance），乃是保持身心合一、確保健康與長生不老的不二法門。

古希臘人倡行「節制」以求保護生命的力量，確保健康與長生，而這也正是西方醫學之父希波克拉底所鼓吹的核心概念——「四體液的均衡（balance of the four humors of fluids）」，係指血液（blood）、黏液（phlegm）、膽汁（choler）、黑膽汁（melancholy）。西元前460年，他在希臘科斯島（Cos Island）上創建了全世界的第一所醫學院校，專注於利用科學方式探索健康的狀態與身體的奧妙。在他的教材裡，試圖破除長久以來的迷信，不再相信「病痛」是上帝加諸在人們身上的「懲罰」。相反地，他認為「健康」是一種可以理解、可以處理的自然、有序的過程。若要保有健康狀態，體內的要素就必須保持平衡。換句話說，所謂的「生病」就是體內的要素失去了平衡。

雖然希波克拉底是第一位利用科學途徑探索醫學的人，他卻將醫學視為一種「藝術」，說道：「療癒藝術是所有藝術中最為崇高的一項。」幾年前，我丈夫和我曾作了一趟「朝聖之旅」，拜訪了希波克拉底早期所建的醫院，也被醫院所在地的美景深深地吸引住——它就位在高峻峭崖上，俯瞰壯觀迷人的愛琴海；到處充滿著和煦陽光和清新空氣。這些醫院擁有復健區、復健池、戲院、健身房、療癒花園以及專屬於上帝的靈性區域。這些「阿斯克勒庇俄斯醫院」(Asclepius；阿波羅之子，醫藥之神。此處意指強調靈性導向的教會醫院)可以說是身、心、靈和諧平衡的具體產物。

在西元500年至西元1500年的千年之間，可以說是古希臘和羅馬時代裡，偉大的「醫療藝術」和「生命平衡」消失不見的黑暗時期。異教徒的入侵和大瘟疫的襲擊蔓延，燃燒著整個中世紀。值得慶幸的是，有一部分的學校和修道院讓那些古老醫學藝術能夠存續下來。以康斯坦汀諾堡（Constantinople）為中心的東羅馬帝國裡，拜占庭（Byzantine）醫師們在痲瘋病、黑死病和戰亂肆虐的歐洲，藉由衛生保健的實行，將希臘醫學藝術巧妙地保留了下來。動亂的年代促成了醫院的興建。在一開始，這些醫院係由慈善機關著手興建，其中最主要的就是教會團體。事實上，這些早期的醫院通常是教堂的一部分。為了看顧那些可能因此流浪街頭、倒臥街頭的人們，善心的教會人士設法將教堂的某一個角落騰空出來，作為收容病患之用。在這同時，有錢的人則可以享有榮華富貴待遇地在自家家中死去，或是受到家人、僕役和醫師的良好照護。換言之，這些早期的「醫院」並不是真的要執行「醫療」作業，而是提供一個「靈性」的環境，給那些即將死去或罹病的人最基本的慈善照護。

隨著時間的流逝，早期的救濟院、傳染病院和瘋人院逐漸蛻變成為現代化的健康照護設施。事實上，到了現在，「醫院」一詞似乎已是不貼切的用法了。在今天，不同型態的健康照護設施不斷興起、冒出，包括有大學醫學中心、保健中心、門診及手術中心、癌症中心、急診單位、復健設施、護理之家、兒童醫院、精神照護門診、眼科中心、耳鼻喉門診和其它許許多多不同的類型；基本上，每一類型的機構組織鎖定某一特定族群的人口、疾病或只是身體的某一部位。

實體環境

除了各式各樣複雜的建築類型以外，「健康網絡」（建築物只是其中的一小部分）也是極度複雜的一項結構。我們生活其中的這一個社會，標榜的是更廣泛、更具互動性的領域，追求的是全球化市場和世界村溝通。「療癒環境」通常被嵌入到以科技需求為導向的醫療建築物裡頭。沒錯，這些建築物可以說是複雜的結構體，裡面包括有工務作業系統、各式各樣的部門以及在整個設施裡流通的人群、物料與資訊。許多人認為健康照護設計的整個過程就在於鋪陳這些複雜系統的設計，然而我們卻發現，有時候光是要確切鋪陳這些複雜系統就會讓人覺得非常的吃力，更別說還要顧及「舒適」與達到「撫慰」的功能。在著手營造療癒空間之前，絕對有必要先瞭解這些建築物類型的本質，以及它們的功能要求與可能的限制。

在建築領域裡，醫院與醫療建築物可以說是最複雜的結構物。這些醫療建築物涉及工業工程、機械工程、電機工程、製造工程，還有建築程式、規劃以及設施設備之諮詢等領域的專業知識。接著，還要將營運方法、人員配置模式以及管理風格轉化成為可以感受得到的「服務模型」，希望如此一來能夠發揮每一項設施系統的最佳效率。結構系統以一種有組織的建構模式，將使用者對垂直、水平空間的需求與負載結構作一適切的結合，以滿足空間在功能性方面的要求。空調系統控制著溫度、濕度、壓力和循環空氣的潔淨。傳統空調系統的設計是希望可以滿足醫院裡每一部門或區域的特殊需求，只是我們很少將建築系統想成是「療癒環境」中的一個單元，也因此，我們通常不會注意到一個吵雜、太熱或太冷的空調系統反而是會讓人感到討厭與困擾的。有鑑於此，一個設計良好的「療癒環境」必須顧慮到下列這些建築系統。

在龐大的建築系統中，有一大部分的次系統應該讓人感受不到它的存在，因為它們通常只是藏身幕後，而且默默地運作，用來支援、滿足醫療過程與個人方面的需求，例如讓燈光與吸呼器得以正常運作的電力供應系統。水管工程也必須能夠順利運作——需要熱水時，水就可以流出；床邊便盆清掉之後，漏斗口自然會沖洗乾淨。可是，有一些系統並非是看不見的，因此，如果設計不當，就會變成讓人感到焦慮、不安的壓力源。吵雜的空調系統、嗡嗡作響的變壓器、無法調節的燈光、不敷使用的洗手間、不雅觀的冷氣機等只是其中的一小部分罷了。阻擋病人遠眺窗外視野的冷卻水塔、或是懸掛天花板上跨越病床的送氣管路，一樣會讓人感到壓迫與不安。總結一句，必須事先好好規劃、設計這些「療癒環境」中不可或缺的配件，讓它既能夠有效率地運作，更能夠達到滿足病患福祉的最終目標。

一棟建築物的冷暖氣系統是非常重要的設施項目之一，因為它攸關著病患的舒適性與安寧感受。我們的人體會試著隨時維持在某一恆溫狀態之下，因為舒適的溫暖讓我們感到愉悅。不過，一旦過熱，我們就會變得很不舒服；相反的，當溫度下降時，血液則會回流，以保護某些重要器官，而以犧牲我們的手指與腳趾作為代價。換言之，我們的身體會藉由感覺器官來偵測外部環境的溫度，進而決定我們的體溫，因此它並不是固定不變的，而是隨時在變。有趣的是，我們的身體所感受到的「過熱」或「過冷」現象，乃是相對於我們之前所處環境的一種反應，因此，如何讓病患能夠掌控環境的空調設定就顯得相當的重要。

一個人如果能夠感到溫暖、舒適和溫馨，就會覺得在這個世界裡凡事都是那麼的美好與甜蜜。雖然我們經常不自覺地被陽光所吸引，也喜歡沐浴在陽光的撫摸中，我們的大腦和身體卻是比較喜歡清涼一些的環境。理想上，在空氣流通、有局部熱源、華氏 65 度（約攝氏 18.3 度）的周遭溫度下，我們會感到最舒適自在。周遭的熱氣，尤其是來自於地板的熱源，讓人感到最為舒服。其它形式的中央加熱系統通常會將空氣中的水分抽乾——就一棟「健康」的建築物而言，將濕度保持在 30%～65%才會讓人感到舒服。過高的濕度會滋生微生物；

過低的濕度則會造成「病態大樓症候群（sick building syndrome；另稱：病態建築症候群）」等問題。如果來自於外部的熱氣不適宜，也會讓人感到沉重和焦慮。這個時候，人們會想要設法透透氣來求得情緒的平靜。在另一方面，我們空調系統的溫度通常設定偏低，尤其是對老年人或無法隨意移動肢體的病患而言。因此，讓使用者可以進行局部控制或個別調控的空調設計變得相當的重要。在病患會感到悶熱的角落，或是在溫度難以保持恆常的地方，如果能夠加裝天花板吊扇，應該會有助於空氣的流通。事實上，在待產室或產房裡加裝吊扇已經是一種很普遍的作法了。

資訊系統是一項「科技導向」的產品，它的功能、硬體和基礎建置隨時都在變化。一些比較主要的電子儀器設施，包括病患監視器通訊、對講機、電話、呼叫器、護理廣播、電腦化、閉路電視、氣送系統以及衛星轉播等系統，有一些可以很搭調、適配地融入建築物裡，讓醫師、臨床人員或技術人員傳達重要的訊息。例如，對病患而言，遙控器可以說是相當便利的一項工具，讓他（她）們可以隨意觀看衛星轉播節目。在另一方面，對病患與工作人員而言，呼叫系統、不斷響鈴的電話、監視器的嗶叫聲以及來自於對講機和護理廣播的噪音，則是相當惱人的噪音來源，而且會造成精神上的沉重負荷。

物料與物料處理

「物料處理（materials handling）」係指規劃、等待和取得機構設施所需要之物料（materials）與耗材（supplies）的一套作業系統。所取得的物料必須是正確的「品項」，而且要在適當的「時間」送到正確的「地點」。一般通稱的「物料」包括醫療耗材、非醫療用一般耗材、藥品、生物藥劑、洗滌針織品、食物、郵件、病患禮品、廢棄物以及可拋棄式的物品項目等，這些物料的輸送也需要送貨人員、推送車、電子配備和運送通道。無可否認的，這些物料與輸送通道都是有必要的項目與作業程序，只不過，它們卻也是造成視覺上不雅觀的亂象來源。

> 在那些會影響到良好的病患照護品質以及部門營運效率的諸多系統因素中，最容易受到忽視的就是「物料處理與配送系統」。部分原因是，相較於其它較為「直接」的病患照護或診療處置程序，「物料處理與配送系統」似乎欠缺「戲劇性角色」的成分。如此一來，很自然地，也很不幸的，這些「必須的附屬品」就被貶抑到先後順序清單的最末端。（Porter，第 182 頁）

「物料配送系統」的成效考量包括成本、流量、運送時間、人力數量以及最重要的一項——對病患的衝擊。例如，某些輸送梯（電梯）必須規劃成能夠容納得下物料配送系統中常用的大型棧板以及清理廢棄物所用的大型容器；某一部分規劃成專供訪客使用；另有一部分則專供病患與醫院人員使用。這種區隔方式不但可以消除不必要的功能混合現象，也可以加速病患、訪客、員工以及物料的輸送效率。「專用電梯」這一概念也可以應用到物料配送的動線系統上。理想上，在任何情形下，訪客不應該會看到洗滌物（不管它是污穢的或是乾淨的）推送車、廢棄物推送車、衛耗材配送車、藥品推送車或其它各式各樣佔據通道的物品。這些推送車不但看起來不雅觀，也會刮傷牆面粉飾、產生異味、助長細菌或感染的擴散，以及增添環境的壓迫感。很多時候，這些推送車被成群堆置在忙碌的通道上，而沒有一個固定的擺設位置，使得其它推送車、人員、擔架或交通工具必須小心謹慎才能通行其間。更重要的，這些任意堆放的推送車也會造成病患與訪客對醫院的建築設施產生負面的觀感。位在佛羅里達州奧蘭多市（Orlando）的慶生健康照護機構（Celebration Health），採行類似迪士尼的物料管理模式，確實產生不錯的效果，甚至成為其它機構觀摩學習的標竿對象。藉由「後勤支援系統（back-of-house system）」概念的推行，推送車、器具和物料等都被移到「背景後面」。如此一來，不但病患與訪客看不到這些亂象，也使得病患與訪客的通道變得不再有推送車存在，更別說是雜亂堆放所產生的負面視覺效果。

在醫療大樓裡，憑藉著各式各樣的複雜科技系統，我們為療癒過程的各項活動搭起必要的環境背景。可是，當建築物變得更加複雜時，病患與照護環境之間的分離感也是更加的明顯。想要在現代醫療大樓的複雜性與科技掛帥理念下，營造出一個真正的健康照護處所，確實是一件不容易的事。

建築材料

建築物的內部通常是「療癒環境」的核心處所，它涉及到相當複雜的功能議題。這些設施通常是全年無休、整日不停地運作（俗稱「24/7」，指一天 24 小時，一週七天），也避免不了體液、放射性藥品、難以清洗的化學物質以及食物和飲料的濺灑、污漬。物料（material）與飾面（finishes）是提供我們感官舒適與愉悅的主要來源（將在第五章詳述）。不過，這些物料除了提供人們愉悅的心情以外，它們也必須能夠在不良的使用狀態下發揮應有的功能，而且還要有效率地運作。還不算太久以前，能在不良使用狀態下正常運作的產品項目並不算多；即使能正常運作，外觀上也不怎麼好看。比較普遍的例子像是使用化學材質的內部裝潢、磁磚地板、水泥隔間以及貼上磁磚的牆壁。為了維護上的方便，一般人通常會採用亮光面的油漆來粉刷牆壁，可是這一類型的材質與冷光系列的燈光結合時，感覺上就好像是進到了監獄。令人遺憾的，到目前為止，還是有許多的環境空間沿用這一類型的設計模式。

值得慶幸的是，我們現在擁有類型更多、色系更豐富的新材料可以選用，來營造出既易於維護，又兼具軟調、友善、支持效果的醫院內部環境。有興趣的讀者們應該可以很容易地找到整本書都在討論如何選用照護環境之材料的參考書籍，因此，我不打算在這兒針對每樣材料的特性與應用場合作詳細的介紹。此外，這些產品的製造商也可以提供完整的規格說明、實際案例、規劃建議事項以及一系列的安裝方法等資料。要提醒您的是，比較聰明的作法是儘量與製造商及業務代表保持密切聯繫，隨時討論材料、物料以及使用上的各種疑慮與注意事項。藉由資訊與問題的分享，製造商才能提升、改進他（她）們的產品，進而符合健康照護設施使用上的嚴苛要求水平。

地板材料

地板材料（flooring materials）是健康照護設施裡最難處理的內部裝潢飾面材料之一。在一年365天、一天24小時裡，它們必須在不同狀況下承受著各種設備、推送車、不同年齡階層和體型人的負荷。人群以各種不同模式川流通過這些步道——自行走動、輪椅推送、利用助步車、使用擔架或推車。這些不同模式的使用狀況，在防滑性、牽引性和移動方便性等方面各有特定的需求。此外，還必須考量到其它類型的交通工具，如物料推送車、笨重設備等。要知道，適合承受這些「輸送工具」的理想地面通常不同於運送「人」的載送工具需求，因此，選用地板物料時必須將這些因素考量在內。

地板材質可能是柔軟性的（如家中之地毯材質），也可能是堅硬性的（如化學樹脂、磁磚、木頭或石材）。一般而言，病患與訪客比較偏好地毯，主要在於走起來比較輕鬆和舒適。鋪設地毯也可以減少滑倒或跌倒的機會；即使跌倒，地毯也可以減輕撞擊的程度。此外，地毯有助於降低聲響噪音和跌落之危險性，因此，對機構設施而言，也是一項誘人的選擇。不過，話說回來，想要找到真正合適的地毯，既要能夠滿足舒適性，又要兼顧實體性、功能性、維護性等考量，可以說是一項大挑戰——最大的挑戰之一就是污漬處理問題。醫院的地板很容易受到食物、飲料、藥品、體液以及鞋底下從戶外帶進之污物所弄髒，再加上醫院設施幾乎是全年無休地運作，很難一有污漬就立即處理。長年累月下來，這些污漬就更加難以消除掉。也因為考慮到這些清理和維護方面的問題，使得醫療機構不得不改用合成化纖、磁磚、石材或水泥等地板來避免日後可能產生的麻煩與困擾。

室內擺設品

室內擺設品（furnishings）或傢俱也有著與室內飾面、裝潢類似的複雜考量。為了讓病患、員工和訪客在使用上更加舒服，必要時也能得到所需要的支援功能，室內裝飾必須考量到產品的舒適性，也要能夠提升視覺效果，讓設施看起來、感覺起來更好、更舒服。很不幸的，沒有一件完美的傢俱能夠同時滿足醫療環境裡各式各樣的要求。因此，傢俱的選用必須針對特定的功能、放置區域和使用者需要加以考量，才算是成功的作法。此外，也必須留意產品的保固內容、耐用性以及使用要求與合約。要知道，除了基本的功能需求以外，傢俱在病患、訪客和員工的社交活動中也扮演著相當重要的角色。舉例來說，傢俱的擺設方式透露出一個人與週遭環境的反應、回應和互動模式。幾年前，愛德伍・霍爾（Edward T. Hall）在他所著的「隱藏的維度（原名為 Hidden Dimensions）」一書中引述了一些值得思考的研究報告，這些報告主要在探討人們的社會行為會如何因為不同的座位安排而產生不同的反應。其中，許多的原則可以套用到風水實務上；「風水」就是一種「擺設」的藝術。書中，霍爾特別談到「論爭學（polemics）」，它指的是讓人與人之間可以自由自在表現出不同態度的一段安全距離。隨著互動對象之不同，一個人會有不同的安全距離要求，讓自己能夠享有舒適的安全區域。所以，在具有親密關係的人際之間，這一安全區域會很小；碰到應對的另一方是權威人士時（如醫師），所需要的舒適安全距離通常就會比較大。

病患等候醫療諮商、檢測、診斷或親友的不同等候室各有不同的使用者需求。在我們和梅堯（Mayo）醫療機構合作期間，我們發現它們等候室裡的椅子居然是一張接著一張併排而成，而且是面對著櫃檯服務人員的辦公桌，這種擺設方式可以說是讓人感到相當的納悶。當我們得悉梅堯哲學後，終於明白它們之所以如此佈置的原因，主要來自於梅堯在作業上的獨特模式——基本上，當病患「進入」梅堯系統後，他（她）就會在一次的門診過程中，完成所有必須進行的事項；也就是說，病患會由醫師進行診療、完成檢驗和（或）放射作業之醫囑、指定專科醫師以及安排手術或療程。當病患從某一個等候室移位到另一個等候室時，他（她）會仔細傾聽是否已經叫到他（她）的名字了，以及下一個階段他（她）應該要到何處去。

在病房裡的傢俱，尤其是病人的椅子，是醫療機構裡很重要的一項物品，因為這是病人在接受療癒的過程中，必須花費很多時間「使用」的一個地方。從受困於病床到出院這一過程中，病患所坐的椅子是一項重要的附屬用品。許多的研究報告和產品開發都跟這些傢俱的生理學、人體工學或醫療需求有關。事實上，病患所坐的椅子是醫療機構裡一項主要的投資項目，因此，我們通常會建議幾個符合院方規格要求的病患椅子供機構作考量、選擇。

病房也必須準備符合人體工學的舒適椅子給訪客使用。訪客是病患的精神支柱，其中，牽執撫握（handholding）是他（她）們的天賦本能所在——有時候一坐好幾個小時，就只是握著病患的手或只是輕輕地撫摸著病患身體的某一部位。對病患與訪客而言，尤其是在手術前、後的關鍵時期裡，這是一項很重要的復原療癒支持模式。最近，我有一位朋友才剛經歷一項癌症手術，她認為之所以能有成功的手術結果，應該歸功於她哥哥在手術前整晚陪著她、牽執撫握著她的手。那種來自於家人支持的能量與愛意是讓她得以康復、療癒的重要因素。另外一位朋友也曾告訴我類似的經歷故事。她說在她父親去世的前幾天，她花了一些時間陪在父親身旁，緊握著父親的手。幾天下來，她的手因壓靠在病床扶軌上，結果在手臂和手腕等處都留下瘀傷與凹陷的痕跡。令人遺憾的是，時至今日，符合人體工學設計理念、可以讓病患與訪客牽執撫握雙手的床邊椅子依然尚未問世。無可否認的是，它是療癒（或往生）過程中相當重要的一項因素，應該值得人們投注更多的心力在這一議題上才對。

儀器設備

儀器設備讓人感到害怕；不熟悉的儀器設備更是讓人感到恐懼、害怕，而那些看起來既笨重又不雅觀、還會產生煩人噪音、甚至意謂著不祥訊息的儀器設備尤其讓人感到毛骨悚然。只是，醫療儀器設備乃是現代科技的神奇工作者——這些儀器設備可以顯現出人體的奧妙，提供人們在幾年前尚且無法得知的健康訊息。身為美國人，我們迷戀新科技的奧妙；我們希望家人或自己本身都能夠得到最新、最好的照護承諾。只是，就算有了這些科技魔法之助，我們還是會感到害怕。這樣現象就像一般人對蛇的害怕一樣——在我們的認知裡，我們知道我們所碰到的蛇類中，很少是真正會攻擊、傷害我們的。只不過，當我們在自家花園中或戶外散步時，如果不期然碰到牠，我們依然會感到背脊一陣涼意，甚至讓我們想要拔腿就跑。根據學術上的說法，這種恐懼可以回溯到人類的原始狀態——在那時候，我們將蛇視為侵襲者。事實上，只要我們對蛇多些認識，知道如何處理牠們，那種對蛇感到恐懼的原始力量就不會在我們內心發生作用。

同樣的道理也可以應用到醫療機構裡環繞在我們週遭的儀器設備。不管是藉由儀器設備本身的設計，或其它相關資料的說明，如果我們對儀器設備能夠有所瞭解，就有助於舒緩、沖淡該項儀器設備所「傳達」出來的可怕意象。醫技人員如果能夠詳細解說某一儀器設備的功能與目的、它可能產生的噪音、以及它對病患有何幫助，對整個療癒過程而言，必定能夠產生非常正向的影響。事實證明，在一些比較複雜的療程裡（如心導管手術），如果能夠讓病患在手術前先看到、觸摸到儀器設備，也瞭解到它的操作程序，接著才將儀器設備「侵入」到病患體內，對整個手術過程會有相當不錯的幫助。

安裝、建置醫療儀器設備的環境空間設計，也會讓病患在使用科技產物時產生「人性化」的差異感受。考量每一種可能的設計安排，讓整個空間可以孕育出一種讓人感到合理、友善的氣氛；要知道，「空間上的設計」是第一道防線。採光，尤其是間接光源，有助於讓整體空間感覺起來溫和柔暖，也可以去除人們對傳統機構的刻板印象；多方嘗試、選用不同的色彩與材質有助於掩飾儀器設備的笨重體積；甚至可能的話，將它安置在病患看不到或感受不到的地方。內嵌式的儀器設備也會讓原本看起來笨重、有壓迫感的儀器設備降低它的負面效應。較不重要的儀器設備，像是一些附屬用品，應放置在病患完全看不到的地方；或考慮使用木工製品將那些必要的小用品包裝起來。設法將纜線繩索收納整齊、不在地板上蔓延橫跨、甚至在視線上看不到它的存在等措施都是值得嘗試的設計概念。在櫃檯上、在地板上交錯糾結、雜亂蔓爬的電線不但看起來不雅觀，也會讓人對醫療機構的科技品質感到質疑。只要可能，儘量增加窗戶之規劃設計，尤其是能讓病患在治療或診斷過程中從病房裡看到外面景觀的窗戶。如果無法規劃設計窗戶，也可以考慮增設一些比較具有正向效應的陪襯物，例如水族箱、雕像、彩繪天花板或其它天然裝飾品。這些可以讓人分心的規劃設計（窗戶或戶外景觀），有助於病患將注意力轉移到其它比較具有正向意義的方向，進而降低所處環境的壓力負荷。

儀器設備和科技的選用也必須將「舒服因子」考慮在內，讓它感覺起來就像辦公室工作椅般的舒適與符合人體工學。如果某一項科技產品具有侵入性，或者會產生疼痛的感覺，就應該設法將安撫與憐憫情愫融入療程之中。使用高科技產品的時候需要有醫事人員的安撫與支持，讓病患瞭解到它的必要性、相關風險、程序、預期結果以及它對病患所能提供的價值；也應該告知病患整個療程可能會有的感受，例如治療過程中所躺的床、平台或座椅會是熱的或是冷的？感覺起來會不會太小或太緊？機器會不會產生噪音？如果會，又是那一種噪音？是否會產生震動或搖晃？整個療程是否會讓病患感到太熱或太冷？會不會有異味產生？整個療程對病患的感官會產生什麼正常的反應？要知道，病患對療程的瞭解越多，他（她）就越能夠放鬆心情，也就越能夠有效地參與整個療癒過程。

舉例來說，一般常見的乳房診療設備會讓人感到不舒服、有時候還會產生疼痛，可以說是相當不符合「親善環境」的概念。最近，在一項涉及乳房診療套餐的專案計畫中，一位操作技術員告訴我，她是如何地安撫經歷療程的女性病患們：「這是一項很普遍的療程，我從事這項療程也快將近20年了。不過，不管如何，它會讓人感覺到些許的疼痛，也讓人感到不是很有尊嚴。除非施行的人本身有過類似的經驗，否則，我可不希望讓她來從事這項療程。」

儀器設備不僅看起來嚇人，感覺起來更是可怕，甚至會產生疼痛。科技所產生的疼痛類別可以說是五花八門，這些科技包括從固定器具在我們皮膚上的膠帶，到我們必須躺下去、坐上去或擠進去的大型冰冷金屬固定物。沒有人會駁斥我們對儀器設備的需求，因為它確實能夠提供我們需要的緊急醫療協助和診斷資訊。不過，我們也不應該因此就不再質疑「人機介面」的設計。將賴以維生的呼吸管固定在極度脆弱、病危的病患身上的簡單黏貼膠布通常是他（她）離開人世前最後所感覺到、所嗅聞到的東西。我們也曾親眼目睹一些病患為了將穿插身上的管線拔掉所承受的疼痛與掙扎。想一想，化妝品業者為了讓產品更加誘人，進而引吸顧客購買使用，會不惜花費上百萬元的經費預算，讓它們聞起來不錯、看起來美觀、感覺起來更加舒適；小朋友所用的繃帶片不但有各種顏色，也有小朋友喜歡的圖樣和誘人的味道。為什麼我們所用的醫療黏貼帶或呼吸插管就不能將這類訴求也融入其中呢？

芳香療法（aromatherapy）、音樂、藝術和怡人的室內擺設品也能提升或增添醫療機構裡高科技空間的「人性化」氣息。擺設這些儀器設備的空間入口處也是一個值得注意的地方。要知道，在到達儀器設備室之前，病患對入口處迎面而來的擺設通常已經有了第一印象。一般而言，安置直線加速器（linear accelerator）、核磁共振儀（MRI）以及其它受到隔離保護之儀器設備的房間需要寬厚的牆壁，以避免幅射的外洩；不過，如此一來，卻也讓走向這些空間的通道感覺起來既漫長又孤立，而且像是漫步墳墓當中。比較好的入口通道可以將這種感受降到最低，例如將入口通道設計成迂迴形式或融入「折返效果（switch backs）」，可以避免病患產生「掉入深淵」的不安感覺。藝術品、搭配物件以及怡人的燈光也能有效地分散病患的注意力。

雖然良好的設計可以改善科技空間，讓空間感覺起來更加舒適、迷人、友善和合理，可是，放置其中的儀器設備還是會讓人覺得不安、冰冷、硬梆梆、不符合人體工學、甚至像是會傷人般的可怕。這個時候，工業設計上的「創新」概念可以讓醫學技術變得更容易被接受。透過工業設計公司和臨床儀器製造商的合作，新一代的醫療儀器產品已經逐漸問世，其中還有許多項產品甚至贏得設計優良獎（Design Excellence Award）。1998 年 12 月出刊的大都會雜誌（The Metropolis Journal）列出一些最符合醫療從業人員與病患人體條件的產品，有興趣的讀者不妨翻閱、參考（譯註：請參閱 Metropolis Magazine）。

無可否認的，我們處在科技極速爆發的年代，資訊也以每分鐘倍數成長的速度問世，所衍生出來的新設備、電腦化以及電子通訊產品更是以驚人的指數速度成長。我所經手的每一個新案件都會用到新科技、改良的電子產品以及在數年前人們連想都不曾想過的高科技要求。為了能夠追得上這種升級所帶給醫療環境的挑戰，設計團隊必須持續不斷地自我教育、自我熟稔這些新科技。當然，每一項挑戰也會帶來新的利益——科技不但挑戰、也迫使不同領域的人們加強互動與交流。設計者逐漸與儀器設備製造商、電子電機工程師和傢俱開發者共同合作。我們正經歷一個新的時代——室內空間設計師受邀與儀器設備製造商、傢俱製造商共同思考解決產品開發的相關議題。史上頭一遭，美國最大的醫院病床及床頭系統製造商——喜龍公司（Hillrom），邀集了一群健康照護產業裡的室內空間設計師及建築師們，討論是否有更好的合作模式可以用來改進產品的開發，也討論到與設計界之間的服務關係。這種互動模式可以說是產品開發史上一大進步，我們也誠摯希望可以藉此機會，將儀器設備與「療癒環境」作一種更好的整合詮釋。

毫無疑問的，科技與新的儀器設備將會持續地成長進步，提供更新、更令人稱奇的治療結果。不過，我相信未來的醫療科技不再只是針對某一項疾病進行處置與治療，而是著重於該一疾病的預防。今天的老年人不但活得比以往的老年人長久，也對生活模式有著更多、更高的要求。在歷經幾次的癌症病發後，我那位年紀已 75 好幾的阿姨還順利爬上南達科他州（South Dakota）黑嶺（Black Hills）的哈尼峰（Harney Peak）。另外，我祖父母也在 80 多歲時，到墨西哥之猶加敦（Yucatan）作了一趟「頑固之旅」，探索馬雅遺跡；甚至到了 100 歲時，我那位祖父依然自己開著車跑來找我們，分享他最近的幽默笑話，甚至娛樂我們。

現在的美國人期待能在運動上與人一較高下；性能力得以更加旺盛，生兒育女；而且，也希望能比以往的人在更年長時擔負起養家餬口的責任。「據說」年輕一代的美國人不再只是設法延後「歲月」的劫掠；事實上，它不只是「據說」而已，而是「可預期」的了。這些新的預期將會對未來的醫療模式產生深遠的影響。在整個 20 世紀裡，藉由改進「治療性照護（curative care）」，醫學有了長足的進步——如加護病房裡的繞道及移植手術、抗生素以及化學治療等。然而，「治療性照護」畢竟有它的限制——在以往的年代裡，你能想像某一位 65 歲的老人登上埃佛勒斯峰（Everest）、或是某一位 45 歲婦女平安生下小孩、或甚至是某一位 50 歲中年人登上太空的景像嗎？Crichon 曾進一步說到：

> 醫療科技的進展也將超脫目前的趨勢，而往「非侵入性」的診療方式發展——例如核磁共振造影術以及超音波技術。治療方式也會有類似的改變——手術會變得比較不普遍，而住院次數也會變得更加稀少。（Crichton，第 190 頁）

科技——如小型機械臂、小型化設備和生物感測器等，有助於我們儘早對身體系統進行新資訊的蒐集，而不必等到「病痛」已經對生命構成威脅時再來傷腦筋。醫師可以利用基因置換療法（gene replacement therapy）將遺失或受損的基因進行取代以及補充。這種技術不但可以用來治療嚴重的疾病，也可以用來延長活動中的生活模式。Crichton博士覺得我們目前所採用的治療醫學模式將會消失不見。

> 受到病患以及本身不斷前進之技術的推拉效應，醫學的演變重心將會從治療轉向提升、從修補轉向改善、從減少病痛轉向增加性能。這種轉變已經開始——而當某一位65歲老人登上埃佛勒斯峰（Everest）時，也將是有了具體成果的時刻。屆時，人類與醫學之間的關係將會進入另一個嶄新不同的世紀。（Crichton，第191頁）

為了能夠遞送有品質的健康照護並設計出良好的「療癒環境」，設計者必須將醫療科技與醫療建築中的高科技元件以及其中的交互關係整合在一起。科技必須能夠提供人類身體物理學上的支持。每個人都要能夠在本身所處的環境中自由自在地移動，而這些環境也必須是有彈性的、具調適性的，也可以舒適地、美觀地符合病患的生理需求及醫療功能。

科技必須能夠支援人與人之間的互動模式、溝通方式、關係類型、環境掌控、健康追求、舒適、安全、個人化、尊重與尊嚴的動機、以及對目的之感覺。整個氣氛必須能夠支援「接納」之產生。

「療癒環境」必須能夠提供我們的身體所需要的舒適與支援。同樣地，這些處所的設計也必須留意到療癒藝術施行、呈現的地方。療癒設計（healing designs）之使命在於瞭解建築設施的複雜性與系統性、物料、飾面與傢俱的功能性要求、銜接高科技與高觸感間的落差，並且設法在機構與使用者所面對的財務限制下，讓「科技」可以符合「人性」的要求。透過對這些技術環境的瞭解，我們將可以找到具有創意性的答案，再一次將「藝術」帶回到「療癒藝術」裡。「療癒環境」的設計既是一項藝術，也是一種科學；醫學被認為既是一種「療癒藝術」，也是一種科學。今天，令人印象深刻的醫療科技發展調和著醫學的科學影子。設計必須將技術成分與支援「療癒環境」的設計整合在一起。如此一來，健康照護機構也才能將「高科技」與「高觸感」結合，進而將「療癒環境」發展成為主流。

chapter

5

感官——人性化環境設計

人的五官乃是靈魂之執行者。

——達文西

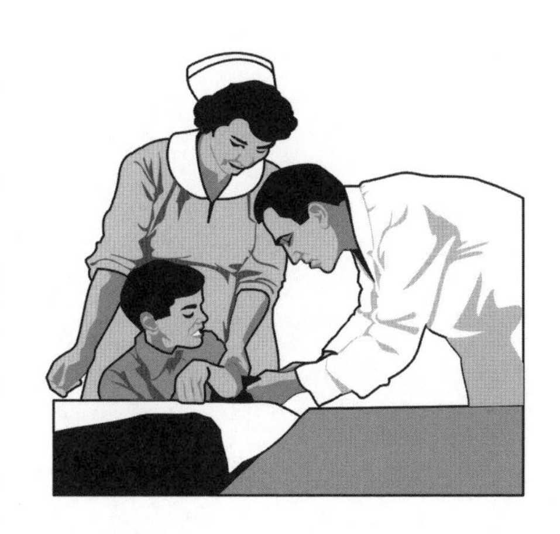

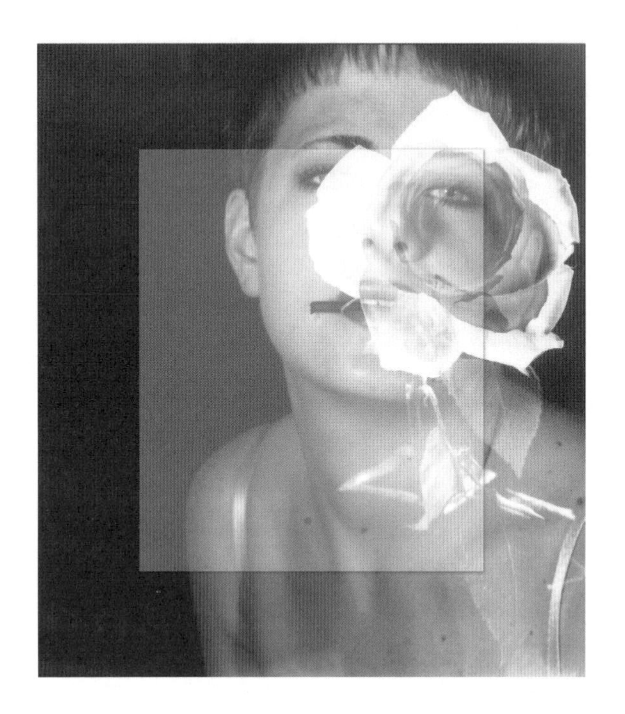

「人性化設計」乃是「療癒環境」的核心理念。所謂人性化的考量包括全部的自我，而非僅止於傳統醫學所專注的身體。療癒設計（healing design）以一種非常特別的方式，將「設計領域」與「醫療領域」牽連、融合在一起，並且涉及環境的「五感」。透過人類的感官功能——視覺、聽覺、嗅覺、觸覺以及味覺，我們才能夠「認識」這個世界，進而「享受」這個世界。我們的療癒能力、工作能力、感到歡喜的能力以及相互溝通的能力，直接受到感官能力的影響。我們必須設法消除身體對感官的濫用，就如同一個真正的「療癒環境」必須設法消除令人不快的醫院異味、緩和儀器設備惱人的嗡嗡聲響、降低高壓電流的嘶嘶聲以及推送車煩人的卡塔聲。我們必須營造出怡人的視覺景觀、敏銳謹慎地設計採光、選用合宜的物料與材質以免對我們的觸覺造成不適；當然，也要將我們的味覺感受融入設計之中。

我們的感官界定了我們的知覺，也界定了我們的感官所過濾、所認識的世界。我們從環境中擷取資訊並加以評估，然後根據我們的感官所聽到的、所看到的、所觸摸到的、所品嚐到的以及所聞嗅到的，做出本能的決定。人類的感官能力也讓我們能夠跨越不同的文化藩籬，周旋於不同的個人認知領域，以及進行相互間的溝通。療癒過程試圖讓我們能夠恢復健康，讓我們的生命能夠獲得平衡、得到自我。舉例來說，當我們跌倒或感到頓挫時，是媽媽的擁抱和親吻讓我們重新站起來，也讓我們知道一切都將會是平安無事的。所有我們的喜悅也都源自於我們的感官——它們是我們療癒過程中的伙伴，也在我們的生命過程中毫不倦怠地服侍我們。只是，有時候我們忽略了感官的天賦力量，甚至將它們的存在視為理所當然；直到有一天我們突然失去它們時，我們才會注意到我們所曾經擁有的。

我們的感官是我們最強而有力的設計工具之一。在這一章裡，我們將仔細審視設計過程中感官工具的功用，以及它們又是如何地與我們搭檔合作，共同營造出一個有意義的「療癒環境」。

專業設計者的角色在於營造並提升我們的視覺世界，有時候甚至是「看不見」的世界。不論是藉助於電腦輔助科技、奇異筆、水彩筆或鉛筆素描，設計者所用的工具都是為了能夠將他（她）的「想像」與客戶相互溝通，並且以環境中的「視覺」角度為主。就像其他大多數的室內設計師，我個人也將室內設計視為一種「視覺」的藝術形式。不過，在一次偶然的機會裡，我與一位盲人聊天交談，他不但開展了我對感官的看法，也讓我對感官的觀點從此有了改變。

我與這位年輕人的偶然交遇讓我真正體會到我們的感官會是如何有力的一項設計工具。這位年輕人從未「看」過設計雜誌、得獎的室內空間、甚至未曾實際「見」過室內擺設。那一天，他跟一群「斯堪的那維亞（北歐）」的年輕盲人參加由「四健會（4H）」和「騎馬俱樂部」贊助的騎馬橫渡美國大陸活動。這些贊助機構提供參與者膳宿所需，也補助明眼人隨行陪同。我女兒本身就是一位馬迷，因此，她也報名參加活動隊伍經過我家附近時的那一天行程。在那一天活動即將結束，而我也正等候著女兒歸來的時候，碰到一位那天剛好沒騎馬的盲人成員。

跟我打個招呼後，他走過我們的運馬拖車，然後開始撫摸廂型車的側邊。那是一部商用廂型車，不過，為了載送馬匹，所以它有兩倍之大。這位朋友對廂型車上的用字與圖案提出質疑。而當我注意到用一部室內設計廂型車拖掛一部運馬拖車所形成的奇怪組合時，自己也忍不住笑了出來。我告訴他說，這些圖案與文字代表著公司的名稱與徽章。他接著問說我從事那一行。就在這個時候，我才注意到要向一位盲人解說我所從事的專業領域是那麼的不容易。我試著用空間與功能要求、規劃設計、傢俱擺設以及燈光調整等描述作解說，不過一切顯得困難重重、有點詞不達意，直到他回應說：「喔！你是在設法讓房間感覺起來不錯囉？」接著，他還描述一下他的住家所帶給他的舒適感覺，例如，在浴室裡，陽光灑落在他臉上時的和煦感覺；在客廳裡，蜷曲坐在安樂椅上聆聽音樂時的悠哉感覺。他真的讓我「見識」到我所從事的專業領域居然具有如此的多樣性。而且，從那之後，我不再將室內設計視為只是一種「視覺」上的專業罷了。我非常喜歡他對我所從事專業之定義：「讓房間與空間感覺起來不錯！」

室內設計真的是一種「感覺」上的專業。

我們的環境遠比我們所看到的來得豐富。我們用我們的感官來認知某一個環境。沒錯，我們「看見」陽光從窗口流洩而入，不過，我們也「感覺」得到它的溫暖。一家自助餐廳或許看起來挺吸引人的，不過，真正刺激我們食慾的是餅乾所散發出來的香味。同樣的道理，一間色彩對比強烈、光線充足的房間也有可能「看起來」相當吵雜。當我們想起一些會帶給我們歡樂的東西——從舒筋溫泉到小憩片刻、從甜蜜品嚐巧克力到迎拂海邊微風、從遠眺夕陽晚霞到臨睇銀燭秋光——我們將每一項活動當作是感覺上的歡樂享受。它們不只是令人感到愉悅，它們也對我們的健康有好處。生命中的基本要素：食物、飲料、休息、工作、遊玩（還有東昇旭日）等歡樂的連結，提升了我們所建造的環境，也支持著「療癒環境」。我們的真實人生是「感官」的，因此，我們的設計必須要能夠提升這些生活上的品質。

療癒的眼界

「視覺」是我們最強而有力的一項感官。我們的眼睛能夠穿針引線，也看得見幾百萬光年之遙的星球。我們的眼睛能夠組織、判斷、分類我們的空間。要知道，「視覺」是有選擇性的，因此，一個好的設計者必須能夠謹慎小心地「雕飾」出令人欣喜的環境。

是「實景（seeing）」還是「視覺情境（vision）」？我們所看到的就是我們所能得到的嗎？

視覺情境，或是我們所「看」的，通常是虛幻的。一個好的設計者能夠巧妙地運用眼睛的「錯覺效應」，產生正面或負面的結果。我們是否能夠閉上眼睛，不去看醜陋或痛苦的事物，進而只將注意力集中在讓人感到比較愉悅的情景呢？視覺情境，以及我們所看到的，絕對不只是那些掛在牆上的圖畫或是樓層地板的地毯顏色而已。視覺情境，以及對我們所見實景的操弄，是我們可以用來改變環境、支持療癒過程的一項有力工具。舉例來說，我們可以設法讓一套核磁共振造影設備看起來不會如此的冰冷嚇人；也可以讓醫院入口看起來更加具有親切感；至於一所「養護機構（assisted living facility）」，則可以讓它看起來真的更像一個「家」。

「光線」與「顏色」是我們視覺感官的基本要素；設計者就是利用這些要素來營造獨特的色彩、選用飾面材質或是在設計過程中安排採光方式。光線可以是溫暖的、迷人的，也可以是粗澀的、刺眼的，就像色彩可以是活潑的、令人振奮的，也可以是沈悶的、令人沮喪的。光線與色彩不但會牽動一個人的行為態度，也會影響到我們的情緒反應，因此，絕對值得我們多加用心、多加發揮創意地運用光線與色彩來支持療癒、提升福祉。

美國室內設計學會（American Society of Interior Design）會員 Tony Torrice 投注畢生心力，針對色彩對人體健康的衝擊（尤其是對小孩子的影響）進行深入的研究與探討，並因此而獲得 1985 年該學會頒贈的人類環境獎（Human Environment Award）殊榮。他的設計實作以兒童健康照護設施、日間照護以及學校為主。在他所著的書——「在我房間裡（原名為 In My Room），第 31～49 頁」當中，他說：「我深信，對我們的個人福祉與整體健康而言，『色彩』扮演著極為重要的角色。」在他的研究中，他特別設計了一個色彩遊戲，鼓勵小孩子們就本身所處環境的色彩表達自己的感覺。遊戲的進行方式說明如下：

首先，請你拿出六張分別塗有彩虹顏色的卡片，然後按照光譜順序將它們以扇形排列——紅、橙、黃、綠、藍、紫。當你準備好讓小孩子們玩時，將這些卡片一張接著一張平放在桌上或是放在地上。接著，問小朋友說：「如果要讓你挑一張時，你會挑那一張呢？」

他接著解釋說：

> 這是你所提出來的第一道「顏色」問題。切記！不要暗示有哪一個選項才是正確答案而誤導了小孩子的選擇。根據我不斷重複探索的研究結果顯示，小孩子在自然狀態下所挑選出來的偏好色彩可以對應到我們身體構造的某一部分，而且反映出該一部分的成長發育可能存有缺陷，或是需要加強與該一部分之運用有關的技巧。例如，一位正在學習第二外語的小男孩比較容易選擇綠色，而那通常也是一位在口語能力方面有問題的小男孩會挑選的顏色。很顯然的，這兩種情況都與「發聲」技巧有關。

不同文化的人對顏色的反應也會有所不同，不管是在往生儀式、宗教聖像或方向引導方面，顏色都扮演著極為重要的角色。「個人的反應」指的是我們的個人偏好——我們喜歡什麼，又是如何回應？例如，我們喜歡穿什麼顏色的衣服？我們偏好置身在什麼顏色的環境四週？「療癒回應（healing response）」會喚起色彩的「療癒」能力。自古至今，在許多不同的文化當中，「顏色」與「光線」都曾經被拿來作為療癒之用。

「風水（Feng Shui）」是流傳中國相當久遠的一項擺設藝術，訴求的重點也包括「顏色」與「療癒」。其中，「色彩配置（color placement）」的原理基礎就是「能量流（flow of energy）」——氣（chi）的平穩概念；唯有在「能量流」平穩的地方，靈性與形體才會存在。一旦「氣」受到阻塞，能量就會形成壓迫與疾病。因此，愈有活力、愈飽滿的顏色所營造出來的空間環境會有愈多的能量流通。「風水說」也相信所有的生命是由五項要素（亦稱「五行」）建構而成——金（metal）、木（wood）、水（water）、火（fire）、土（earth），而每一項要素都和我們的生存品質有關，也跟支持我們生命與健康的某一特定顏色有關。

「風水」概念中所使用的顏色要素可以作為設計工具，用來平衡我們的生理、情緒和心理狀態，因為這些狀態隨時會受到顏色的影響。「風水」既是一項藝術，也是一項科學；它強調「色彩的平衡」與「能量的移動」。理想上，它應該能夠支持我們的生存環境，並在情緒上、生理上、精神上和靈性上保護著我們。我們的週遭環境應該能夠孕育出並充滿著能讓人感到欣喜和振奮的色彩與物體。（參見Gerecht，第26頁）

在古印度文化中，人們也使用「顏色」來進行療癒。梵文裡將「身體」描述成是由七個主要的「能量中心」組合而成，這些「能量中心」稱為「charkas」。「這些能量中心位在身體主要內分泌腺的位置附近，並隨時針對知覺或個性的特定狀態做出適切的反應。每一個能量中心會受到不同色彩的激發而有所反應。（Liberman，第41頁）

傳統醫學中所採用的「色彩治療（color therapy）」認為，人體的某一器官會受到某一特定顏色所產生的能量所影響，進而影響到療癒的過程。「色彩治療」曾經一度只用在輔助性醫療服務（complimentary medicines）方面。不過，到了今天，它已經被認為是某些疾病的標準照護程序。例如，光線與色彩治療可以用來處理眼睛的發炎毛病，也可以用來治療黃疸病。如果我們多加留意幾世紀以來，在不同的文化裡，人們又是如何地運用色彩，我們將會看到一些共通性。例如，在古印度文化裡，紫色或紫羅蘭色象徵著頭頂上的能量中心；傳統醫學則將紫羅蘭色與大腦及神經系統連結在一起。在「風水」中，紫色象徵「水」元素，它與「知識」有關。

「風水」也將色彩運用在擺設方法上；「色彩治療」利用色彩來療癒某一項特定的疾病；而一個人的反應則是受到他（她）對某一特定顏色的情緒與生理反應的影響。在所有這些形式裡，色彩必須能夠得到平衡，才能夠提供和諧的感覺。「風水」要求的是「五行」之間的平衡，因此傳統醫學利用「色彩治療」來處理欠缺某一種顏色的人，期望藉由回復「生病區」的平衡而恢復一個人的健康。人的情緒反應則是希望能在平衡而且和諧的色盤裡尋求全方位的內涵。

沒有某一種色彩本身是壞的或是好的，而是取決於如何用它、用在何處。每一個人會因為他（她）的背景、文化和情緒狀況而對不同的顏色產生不同的反應方式，例如某些病患在服用某些藥物時，會對顏色產生特別的敏感性。雖然一位醫療專業人員不見得能夠實際進行「色彩治療」，他（她）還是應該憑藉著他（她）的知識，妥善運用色彩；尤其要謹記在心的是：「健康照護環境中的調色盤（色彩組合）會對病患、訪客、員工產生刺激性、緩和性或中性的效應。」下面針對色彩可能具有的影響力提供一些概略性的說明：

- 紅色——象徵警告、刺激。它可以舒緩肌肉疼痛、促進循環。「紅色」會升高血壓、加快吸呼。它所具有的刺激性效果與脊椎末端的反應有關，而且會影響到新陳代謝與運動肌的活動。它是嬰兒出生前所經歷的最後一個顏色，也是小孩子所認識的第一個顏色。
- 橘色——它是黃色與紅色的結合，不過比其中的單一色彩要來得強而有力。它會刺激甲狀腺與呼吸系統。橘色的「能量震盪」效應會擴展人的肺部，對肌肉痙攣與絞痛有抑制作用。它也有助於鈣的新陳代謝、刺激脈搏速率，不過它不會影響血壓。再者，它對風寒與感染有滋補的效果。
- 黃色——能夠提振精神、注入活力；有益於心智活動之進行；能夠增強注意力，並改善記憶力。「黃色」也是神經單元的建構者，並對肝、內臟和皮膚發揮刺激與清理功能。「黃色」也能在一個人感到喪氣或鬱悶的時候，提供良好的情緒激勵；它也有助於減輕沮喪、偏見、疲勞以及消化問題。「黃色」會讓過動性、恐懼、不眠症、忌妒和攻擊性等問題惡化，也會產生許多負面內涵；在健康照護領域中，它也經常跟老化、皮膚黃化、眼睛退化、以及泌尿功能與膽汁分泌問題有關。

- 綠色——它是大氣中主要成分（氮氣）的顏色。它組成肌肉、骨頭和連結組織。「綠色」在生理身體或心理精神方面都具有降溫、舒緩和鎮定的效果。它會影響到交感神經系統，鬆弛血管之張力，進而降低血壓。「綠色」也能發揮鎮靜劑作用，對減輕睡不著覺、過度勞累和暴躁易怒等問題有正向效果。在維持心理狀態之平衡方面，「綠色」也扮演著重要的角色，可以發揮腦下垂體的功能。此外，綠色亦可以充當消毒劑和殺菌劑。
- 藍色——它可以調整咽喉、甲狀腺、言語，並支持新陳代謝功能。「藍色」與眼睛、耳朵和鼻子有關，而這些器官又與其它感官有關。兒童通常會挑選「藍色」，因為它對心跳速率與呼吸系統具有平靜及安撫的效果。「藍色」會促進新陳代謝、累積活力能量，也對血流具有調和作用，尤其是當血液變得過度亢奮或刺激時。「藍色」能有效降低「過度興奮」，不過，它也會導致沮喪。「藍色」也有助於鬆弛情緒或沉思。
- 靛色——它是如電的、冷卻的、收斂性的，也能充當血流的清淨劑或降低流血。此外，「靛色」也是有效的麻醉劑。
- 紫色——它可以用來支持非言語的活動；通常與宗教或靈性議題有關。「紫色」會影響到大腦和中樞神經系統，可以促進健康、創意、靈感、心智平衡，也支持著藝術才能和靈性修為。
- 中性顏色——就如同名字所隱含的意義，「中性」顏色可作為底色、具有支撐性質，也可以用來中和環境。這一類的顏色包括棕色、灰褐色等土壤色調，或是小鹿、松鼠、鴿子等動物毛膚色調。此外，軟調中性色比暗深色調之中性色（如深棕色）更具有支撐效果。一般而言，中性顏色穩定，不過，它也可以用來營造出緩慢、懶散的環境氣氛。
- 雖然「黑色」與「白色」並不直接對應到身體某一特定部位的健康或療癒，它們卻對我們的情緒有著深遠的影響。就情緒方面而言，「黑色」與「白色」可以支持處在緊張壓力下的人；

尤其是在經歷健康照護環境中所發生的某一重大刺激事件之後，讓他（她）們能夠平靜地深思反省。「黑色」是沒有光線存在的一種狀態，因此，所有的顏色也不存在。「黑色」的最深層次就是「黑暗」。我們通常會設法尋求「黑暗」或「陰影」來逃避某一項刺激的影響。「陰影」則可以提供「受到包圍」或「受到保護」的感覺。

- 白色——所有顏色的光線同時出現的一種狀態，也是所有顏色存在時的一種狀態。在最飽滿的狀態下，「白色」呈現出來的就是「光亮」，並且形成反射光的全部光譜。

我們不能只談論黑色、白色或陰影，而不談論到光線。我們需要「光線」與「陰影」才能清晰地思考與感覺。過於明亮的光線會麻痺一個人的想像力；在另外一方面，「光線」卻也是讓某一個地方感覺起來適當、合宜的最重要概念。（Amber，第 126～142 頁）

在決定顏色的選用時，如果稍微不留意，就會受到一些與療癒過程毫無關聯的流行風潮所影響，進而讓醫療狀況變得更加惡化。我們都知道，並沒有所謂的「壞」顏色，不過，環境中不恰當的色彩組合是會造成療癒的反效果。舉例來說，設計中最常見的一個錯誤就是「單色技法」的使用。不管所用的是那一種特定顏色，對療癒過程而言，單一色系通常是有害的，尤其是強烈的單色用法或使用位置不恰當的時候。對健康照護環境而言，全系列的色彩組合就像全部頻譜的光線一樣，最具有「和諧、穩定」的效果。當然，如果您是針對某一特定項目的療癒需求而設計出特定的色彩組合，那又另當別論。一個全譜的色彩組合在七種顏色（紅、橙、黃、綠、藍、靛、紫）的色彩、色調和色度三方面都要能夠達到平衡、平穩的狀態。不過，運用全譜之色彩組合並不表示每一面牆要分別漆上某一種顏色，而是要設法使用所有的顏色，即使其中某一種顏色所用的比例很小。這是色彩計畫中很重要的一項概念。

「色彩計畫（color planning）」是妥善規劃色彩組合以得到某一種想要的特定效果的過程。例如，某一種藍色的色彩組合可能是結合了簡單、清新的藍色與白色而成，對住院病房的工作人員而言，它或許是一項不錯的組合，然而為了避免產生過於「冰冷」的感覺，這類色彩的運用場合可能就需要多加注意（一個可能的選項是地板）。其次，也可以考慮藉由橘色（藍色之互補色）的潤飾、點綴來改善原先的冰冷效應——如用針織品窗簾。如果能夠再搭配紅色、黃色或赤土色表面的塑膠品、室內裝潢品或藝術品，就更能夠將「熱力」帶進藍色的色彩組合裡。即使是中性的色彩組合也能夠產生全譜的和諧性效果，例如，利用軟調中性色作為背景，再搭配具有少量從藍到紅之色調點飾的藝術品、室內植物盆栽或其它配件。

「色彩計畫」查核清單：

- 瞭解該一空間或房間的功能要求，接著規劃出合宜的色彩組合來支持該一功能的運作。
- 確認該一區域的色溫要求；它應該是暖色系或是寒色系呢？應該具有鬆弛效果或是刺激效果呢？
- 記住！光線會對健康產生正、負面之效果，因此必須適切地加以規劃。
- 瞭解到色彩會如何地反射在人體皮膚的色調上，並確認某一種色彩組合又會如何地影響到該一區域的醫療感覺（例如，過於強烈的色調可能會扭曲、影響到皮膚色調的正確判讀）。
- 考慮所使用的色彩組合是否能夠支援該區域的環境氣氛以及可用自然光的流量。
- 記住！光線是一種顏色。確認光線之類型；它是如何地支援色彩組合；以及可以如何地運用它來支援應有的色彩功能。
- 儘量使用自然光——設法攔截、分享、借用、把玩所有可用之自然光。

- 從外而內，將建築物外部、景觀與色彩計畫之發展整合在一起。
- 先利用既有的建築物部分，嘗試某一種色彩組合與近似色彩組合在效果上所產生的差異。
- 將永久性、構造性的元件納入色彩計畫中——如五金用品、轉角防護配件、機器護蓋、散熱片、飲水機、噴水頭、門板、支撐橫樑。
- 記住！空間中的每一元件都具有顏色；如果原先的顏色不是由您所選定的，記得要將既有的顏色與設計中的色彩組合進行整合、融合，避免造成唐突、不搭調的感覺。
- 避免使用時尚流行之色彩。
- 可能的話，儘量使用全譜色彩組合，避免使用單一色調之組合。
- 謹慎安排規劃色彩組合；在實際選用材料前，先確認每一種顏色所占之比例以及應該用在什麼地方。
- 運用色彩來支援其它感官。

長久以來，「視力」一直與「知識」脫離不了關係——「百聞不如一見」、「眼見為憑」。如果我們能夠看得清楚，我們就不會對所處的環境感到害怕；相反的，「處在黑暗中」的感覺就是恐懼和未知。我們的視覺感官遠比我們眼前所能看得到的還要強而有力。有鑑於此，一個所謂的「療癒環境」應該多加闡述視覺上那些強而有力的面向。

療癒的觸摸

我們的周遭環境可以說是相當的豐富與多樣；從我們腳下的碎石步道到吹拂過我們臉龐的和煦微風，這些「東西」用各種不同的方式「觸摸」著我們。對我們的健康而言，「觸摸」是一項很重要的元素。「觸摸」讓我們警覺到危險的存在——如熱燙的火焰、尖銳的物品；「觸摸」也幫助我們滋養自己，尋找到另一半，進而繁衍後代子孫。我們透過握手、拍拍背部或是輕吻之類的觸摸來進行溝通。「觸摸」

是我們出生之後所發展出來的第一項感官，是我們用來感受東西之「感覺」的一種方式。在黑暗中，當我們的視覺感官變得比較薄弱時，我們仰賴「觸摸」來引導我們方向。事實上，在黑暗中，我們的「觸摸感受」會自然而然地提升——例如，我們對腳下的地面變得更加地敏感，讓我們能夠藉由「觸摸」來感受走在那裡會是安全的。要知道，我們的眼睛經常會「欺騙」我們——某一件東西「看起來」好像是涼的，可是當我們一碰觸，我們立刻知道，實際上它是熱的；某一結冰的步道「看起來」很乾爽，可是當我們一碰觸到它，我們馬上警覺到危險的存在。我們的「觸感」很少犯錯。它提供一種神會、親密、愛慕的感受。「觸摸」將我們與生命連結在一起——我們的身體是一個很大的「觸覺接受器」。從頭髮到腳趾，散佈在我們全身週遭的神經末梢裡有著「觸覺接受器」。我們對某一個新刺激的第一個反應會是比較強烈，然後逐漸減弱，除非該一項刺激會一再重複出現（Crawford，第66～67頁）。

對一個人的健康發展而言，「被觸摸」與「被擁抱」是很基本的必備要素。在1915年，曾有一項針對十位孤兒所進行的調查研究，結果發現除了一位例外，其他的小孩子無一倖免——在兩歲之前都死於不明原因。原因何在？調查發現，研究對象所處的「營養」與「衛生」條件可以說是充足無虞；只不過，由於擔心細菌與傳染病的傳播，院方訂有所謂的「不准碰觸」政策，導致嬰兒鮮少有機會受到照護者的觸摸或撫抱（Sobel，第42頁）。由於這一項調查結果，孤兒院對小孩子的處理方式有了重大的改變——在一天之內，所有的嬰兒都會被照護者輕輕抱起疼惜，或是輕輕地撫摸數次；結果發現死亡率降至10%以下。事實上，我們也知道早產兒會因為受到「觸摸」作用的刺激而茁壯成長——「觸摸」可以發揮安撫作用，促進體重之增加，進而降低醫療成本。得到按摩服務與照顧的嬰兒會比沒有受到類似照護的嬰兒表現得比較好，也比較有機會早日出院（參見 Ashlev Montagu 所著 Touching: The Human Significance of the Skin. 3rd ed. New York, NY: Harper

& Row, 1986 年，第 98 頁）。除此之外，病患受到他人的「觸摸」時——尤其是輕輕地推拿手臂，不但會產生鬆弛的心情，也會感到相當的愉悅。由此觀之，來自於另一個人的「愛的觸摸」會因反射作用而讓我們的心跳和緩下來。

「觸摸感受」是讓心靈平靜下來的重要方式。因此，規劃健康照護環境時，我們必須考量到建築結構在「感覺上」可能產生的效果，而不只是「看起來」的效果罷了。舉例來說，「紋理」就是一種會讓病患感到疼痛或降低緊張壓力的「觸摸」屬性。有些「看起來」漂亮的石面地板不但不利於助步器的使用或輪椅的推送，也會對擔架上的病患形成一種折磨。化纖材質的室內裝潢品或許易於清理，不過，若是長時間坐在同一個位置上，卻會讓人產生熱熱、黏黏的感覺。

「按摩療癒」可以滿足人們尋求滋養的基本需求。為什麼呢？要知道，健康照護環境中充滿著「治療」與「照護」行為——「治療」通常涉及會讓人感到疼痛的針刺、在柔軟的身體部位上推拿或戳揉、以及讓人感到不舒服的觸摸處置；「照護」則包括治療性的觸摸。因此，「按摩」與「治癒式觸摸（therapeutic touch；另稱：治療性接觸）」雖然曾經被認為是一種奢侈的醫療處置，如今卻成了照護過程中的一項必需品。根據研究報告，在「復健式健康照護」中所採用的直接療癒（hands-on-healing）可以調整我們的身體狀態與心理情緒，進而改善我們的健康、增強免疫力、療癒許許多多的莫名病痛。

「治癒式觸摸」是一項藉助於「手」的科學敲擊方式。任教於紐約大學護理學系的 Delores Krieger 博士曾進行過無數次的實驗，發現「治癒式觸摸」會對一個人的生命跡象、血液化學和健康結果造成變化。此外，「治癒式觸摸」的相關研究也支持「觸摸」具有「穩定」與「鬆弛」的功效。身為人類，我們喜歡動物造形慰藉品、柔軟針織品、毛毯和抱枕之類的東西。「慰藉品」泛指我們可以觸摸的東西、我們所呼吸的空氣品質、碰觸到我們肌膚的物品、踩在我們腳下的紋理纖維、支撐我們身體的傢俱以及可以讓我們放鬆心情、進行療癒的空間。當我們所碰觸到的物品是冰冷的，我們會希望它感覺起來是溫暖的；相反地，當我們所碰觸到的物品是溫暖的，我們則會希望它感覺起來是清涼的。總結一句，空氣的流動與溫度的控制是觸摸與慰藉行為中的重要因素。

就像許多其它動物一樣，人類也有很強烈的巢居本能，尤其是當我們感到不舒服的時候——那是一種尋找一個友善的處所、尋求安全感的慾望。「床」是我們最自然的巢穴，也是我們用來恢復健康、養精蓄銳的絕佳處所。當我們過度勞累、精疲力盡時，我們會找尋自己熟悉的床鋪，設法求得舒適。我們也用最親密的方式與他人分享我們的床——與親愛的人同床共眠、擁抱嬰兒哄拍入睡、或是充滿愛意地搖晃著嬰兒床。我們也會躲在被窩裡，唯恐被妖魔鬼怪抓走，或是與親密好友分享彼此間的祕密。我們也渴望能夠在床上享用最奢華的早餐，或是能夠一覺睡到日上三竿。「床」是我們的個人療癒處所；事實上，終其一生，我們有三分之一的時間是在床上度過的。

我還記得，從孩提時期開始，我就喜歡在星期六的早上與奶奶在床上蹦蹦跳跳，或者是聆聽媽媽講床邊故事。即使到了我能夠自己閱讀故事書的年紀了，我還是會在媽媽幫弟弟們講床邊故事時，設法賴在床邊、徘徊床邊。可是，現在的機械病床很少能夠發揮「窩居、休息」的功能了。甚至，「床」成了一個人入院、住院、進住護理之家或養護機構過程中最痛苦的處所之一。到了現在，每當想起我都還會感到痛苦的一件事，是在我祖母住進護理之家兩個禮拜後去探視她時所發生的事。那時候，她已經不太能夠搞清楚打理睡覺的相關事宜。她問到：為什麼會有另外一位陌生人睡在她的臥室裡？她丈夫的床又是跑到哪裡去了呢？她們又要如何進行房事呢？事實上，她已經有好幾十年的時間不曾睡在單人床上了，所以對她而言，那張床是有點小。她也不喜歡機構裡所提供的枕頭材質。隔天，我將她結婚時所收到的羽毛枕頭帶去給她，她深深地將臉埋進枕頭裡啜泣著。很顯然地，我們可以讓「感覺」變得好一些，即使只是做一些小動作罷了。

喜龍（Hillrom）是一家頗具規模的醫院病床製造公司，也頗能將病患可以操控的部分融入病床的設計考量當中。它們所設計製造出來的病床安置有護士呼叫鈕，可以用來召喚協助；也有收音機和電視控制鈕、燈光控制鈕；甚至，床上也設有天花板吊扇控制鈕。此外，這種床還有多段式控制，可以昇高、降低或調整病床角度，用來迎合不同病患的舒適需求與照護人員的工作方便。附有輪子的「床上桌」提供飲食、書寫、閱讀時之方便性。不可否認的，現代化的病床具有許許多多的功能選項，只不過，它就是無法讓心愛的人可以方便地彼此撫摸、擁抱。此外，它也不夠柔軟、溫暖或舒適——即使是用木質製成的床頭板，看起來也是過於刻板、制式化。

「第十號病床（原名為Bed Number Ten）」一書的作者Sue Baier，在她與基安——巴瑞症候群（Guillain-Barre Syndrome）（又稱「急性脫髓鞘性神經炎」）病魔搏鬥期間，前後有18個月的時間躺在醫院病床上，還有另外 4 個月的時間是在加護病房的床上度過的。基安——巴瑞症候群是一種麻痺性疾病（臨床上的主要表徵為肌肉無力，也會出現手腳感覺異常的現象），可是卻讓她的心智變得更加的靈敏。她激昂地述說著醫院病床的牽制，以及對她與她丈夫而言，「牽執撫握」又是成了何等痛苦的一件事情；根本原因在於訪客所坐的椅子與病床的設計根本不符合人體工學方面「舒適性」的要求。

「牽執撫握」是家中成員與心愛的人所能提供給病患的一項「觸摸天賦」。我有一位朋友曾向我述說她的真實歷程——在她動癌症手術的前一天晚上，她哥哥整晚握著她的手，輕輕地撫摸著。事後，她認為整個手術的成功源自於她哥哥握著她的手時所傳送過來的「能量」。另外一位朋友也有著類似的感受——在她父親即將往生的最後三天，她都在加護病房裡握著父親的手；她認為那是她唯一能做的事，更何況，她對父親的愛也讓她放不下他的手或離他而去。「牽執撫握」父親的手是她能夠給予的唯一禮物，她也心甘情願地給，即使坐起來不舒服的訪客椅子讓她的背部感到疼痛；即使由於摩擦著病床軌道，她的手腕也磨出了水泡。

對嬰兒或小孩子而言，醫院的病床設計更是讓人感到不舒服。最近，我曾經將我們才剛要開始進行的某一小兒科專案的照片拿給一位年輕設計師觀看。她一看到其中的金屬厚板嬰兒床當場嚇得發楞，並問說：「這些『籠子』放在這裡是要做什麼用的呢？」我向她解釋說，那些不是「籠子」，而是道道地地的「嬰兒床」。我又能說什麼呢？事實上，當一些家長看到他（她）們的小孩子被放在這些看起來像是「籠子」的傢俱裡時，也都有著類似的感受與反應，甚至會自行尋求對策。沒錯，家人會從家中帶來嬰兒們喜愛的小枕頭、小毯子或是其它的慰藉物。可是，身為設計者，我們必須與傢俱製造商密切合作，想辦法設計出更好、更適合的產品來，不是嗎？

在設計的過程中，我們必須追求這樣一個概念——傢俱必須能夠提供舒適、安撫的觸感。傢俱可以用來睡覺、可以用來踡臥身軀、可以在上面遊玩、可以讓人擁抱貼身，因此，它必須是一個讓人感到舒適、安撫的地區。我們要能夠為病患、朋友、小孩、家長或伴侶提供舒適的坐椅，尤其是在他（她）們最需要的時候。無論是在等候室、日間看護室、諮商室或是哀悼室裡，座椅必須要能夠受人歡迎，尤其是在人們感到最困難的時候——如急診室或手術等候區。在我們的實務案件裡，習慣上我們會預備一些特大尺寸的椅子給比較肥胖的訪客使用。有趣的是，我們經常發現那些「大尺寸」的椅子通常是最先被拿去使用的，不管他（她）是不是「比較肥胖」的訪客。為什麼呢？很簡單，這些「大尺寸」椅子看起來比較舒服，尤其是跟那些綁在一起的長排椅子相較之下，更是如此。

符合人體工學的工作椅已經變成是辦公室工作區裡的標準規格。配合可調式扶手、特殊傾斜角度和姿勢調整機制等設計，這些椅子可以說大大地改善了辦公室工作人員的健康與舒適性。可惜的是，能流通進入醫院床邊或其它健康照護設施的優良椅子並不多，遑論有許多是大有問題的椅子。較古老的健康照護設施或醫療院所不斷努力地尋找適合不同族群人使用的椅子——從體型高大的肥胖男性到體重不到 100 磅的瘦弱女性。要知道，針對商場上的人口族群所設計出來的產品，就是不見得適用於健康照護環境中的病患。

我們的觸摸感官可以說是相當的敏銳，能對各式各樣的物質材料產生各種不同的反應。想想那些會讓我們從手指到腳趾的感官都感到抖動的物體表面。一般常見的健康照護環境充滿著各種合成物質。沒錯，那些物質通常有它們存在的必要性。可是，我們必須想出更好的方法，讓所選用的物料材質既可以符合功能與維護上的訴求，又能滿足我們觸摸上舒適性的要求。務必留意平常我們雙手會觸摸到的位置，設法讓這些表面摸起來會讓人感到舒服、愉快。例如，辦理掛號或批價的櫃檯應該考慮採用觸摸感較佳的材質——像是木頭、石材或可麗耐（Corian；如流理台表面之材質）等。在健康照護環境中，這些區域使用的空間並不大，不過，它們卻能提供顧客一種「受到歡迎」的感受，也能夠很容易地維護，持續使用多年時間。此外，當我們將觸摸感受列為設計要項時，椅子扶手、櫃檯檯面或床上桌子的表面處理就成了相當重要的細節事項了。

在健康照護環境裡，除了一般表面材質方面的考量，妥善運用針織品也能夠增加溫柔的觸摸感。窗戶、窗簾與床單能夠提供觸摸感上的回應，也能舒緩一般設施裡房間裝飾所欠缺的感受。舉例而言，如果能夠選用窗簾而不用百葉窗，也許就能夠增添房間裡「柔和」與「溫暖」的氣氛。如此一來，對心理感受與雙手而言都是好的。如果裝設百葉窗確實是有必要的，還是可以考慮加設窗簾來柔和該一區域的視覺感受。此外，牆壁能提供豐富的織物品感受；木頭能提供溫暖的感覺；石材能提供光滑清涼與鬆弛的效應——它們也都能夠提供堅固的感覺，卻又不讓人感到冰冷或堅硬。至於玻璃牆，則應設法加以避免，因為它們會讓人感到冰冷、尖銳、甚至不友善。當然，如果「視野」是一項重要的考慮因素或是會讓人感到舒服時，玻璃材質則是一項不錯的選擇。

當然，我們的觸感並不僅止於手指頭或雙手罷了。在我們的腳部有數以千計的末梢神經，因此，我們腳下所碰觸到的東西也會影響到我們對週遭環境的認知。硬的表面——如石頭、磁磚或大理石，會讓人感覺起來堅硬、安全。可是，如果這些表面受到拋光處理，就會看起來、感覺起來過於光滑，進而產生「危險表面」的感覺。此外，木頭材質感覺起來會是溫暖的，而地毯則會讓腳底感覺起來舒服、愉快。

「沐浴」也是一項觸摸的感受。只不過，以「清潔」的名義來說，即使稱不上是「不友善」的，浴室也已經變成一個「感覺中性化」的地方了——堅硬、合成的表面，加上冰冷的鉻質握柄似乎已經成了衛生考量下的產業標準。只是，別忘記，浴室也能提供撫慰一個人身心的機會——有吸收力的大浴巾能夠按摩我們的皮膚；浴簾能夠增添浴室裡的色彩與質感。相反地，一直滴著水的水龍頭會是精神折磨的噪音來源，尤其對那些被限制在床上無法自由行動的病患而言，更是如此。只要可能，儘量不要讓固定架、水龍頭、毛巾吊桿或其它五金類的物品感覺起來或看起來過於制式、刻板。因此，除了不銹鋼材質以外，可以考慮選用不同顏色或材質的握把、桿子。此外，加裝手持蓮蓬頭不但符合行動不便者的需求，也可以提升美好的淋浴經驗，讓人享受到溫度適當、力道十足的脈衝刺激。

浴室地板是浴室紋理的主要來源。明亮、光滑的地面看起來比較滑溜，也因此比較容易讓人產生焦慮的感覺。磁磚則是一項絕佳的選擇，不過必須設法避免隙縫過深，以免造成使用輪椅、助步器或推拉靜脈注射車時的不方便。對那些必須拖著步伐緩慢前進而無法舉步行走的病患而言，不同材質地板之間所造成的檻階會是一項困難挑戰的來源。尤有甚者，對剛動過手術、推拉著靜脈注射架的病患而言，即使只是要跨上一般樓梯高度的檻階，也會像是要拖著一部坦克車爬上山坡般困難重重，因此，在規劃階段時，務必將相關事項一併考慮在內。

「火」是一項溫暖的觸感；我們會受到它的吸引而圍在它的四周，提振我們的精神，讓我們感到容光煥發。在健康照護環境裡，真正的壁爐設施並不常見；不過，它們有越來越受到歡迎的趨勢，而且，在任何情形下都值得一試。事實上，壁爐成了某一養護機構（註：Sunrise Assisted Living）裡的標準配備；最近，在維吉尼亞州（Virginia）哈里森堡（Harrisonburg）的「羅京漢紀念醫院（Rockingham Memorial Hospital）」女性健康中心（Women's Center）住院樓層，我們也將壁爐設施規劃設計在內。以往，社區裡的女性朋友是在一棟古色古香的老房子裡接受門診服務，除非她的醫師認為有使用其它科技設備上的需求，才會將她轉到這一中心來。只要一來到這古色古香的老房子，絕大多數的女性朋友就會喜愛上這一個「老地方」的迷人風采，尤其是幾乎每個房間都有的壁爐。有鑑於此，我們在規劃設計新設施時，我們決定將這一個廣受她們喜愛的壁爐「爐床」融入到整個設施的醒目地點。對這些女性朋友而言，壁爐「爐床」是一種能夠散發出滋養照護者女性氣質的精髓所在。

在進行實務工作的規劃與設計過程中，又要考慮那些問題，才能確實將「療癒觸摸」的功能發揮出來呢？或許可以參考下列這些問題：

- 暖氣、冷氣系統是否會讓人感到舒服？病患是否能夠自行調整、控制這些設備？
- 這些設備的表面處理或裝飾物觸摸起來是否舒服？
- 病床是否能夠提供病患充分的舒適性？
- 地板間的連接縫隙與檻階是否合宜？它們是否會變成病患拉著靜脈注射桿進出浴室或在通道上行走時的障礙呢？
- 是否可以考慮將「撫拍寵物」這一項「許可」融入在內？
- 是否可以用什麼方法讓儀器設備觸摸起來更加舒適？
- 訪客是否可以很輕鬆地撫握著病患的手？
- 座椅是否符合人體工學的設計？是否適合不同體型的病患使用？
- 燈光設計是否適合按摩復健療癒的進行？
- 環境規劃是否適合治癒性觸摸的自然發生？

「觸摸」是讓我們能夠感受到週遭環境的最基本方式，也是認識我們週遭事物本質的最直接方法。藉由紋理、裝飾、物料材質、水、溫度和空氣在設計上所呈現出來的觸摸，更能夠幫助我們傳遞並滿足人性「觸摸」方面的經驗。

療癒的聲音

設想一下這個情境：

你正坐在一間陰暗的房子裡。有時候，你感覺到一種讓人熱情澎湃卻又讓人背脊悚然的激盪感動，似乎正從你的脖子擴散到你的頭頂以及腳趾。你也會因為興奮而不自主地發抖，好像是受到撞擊或是感到悲傷落淚。這些美妙情緒反應的來源會是什麼呢？是一次妙不可言的性愛享受？一部經典的電影佳作欣賞？一幅鮮麗奪目的油畫品析？或是一個偉大創意的誕生？

到底這些美好愉悅的來源是什麼呢？沒錯，是音樂！David Sobel 博士曾根據他在史丹福大學所從事的一項研究成果，陳述記錄那些聆聽音樂者的回應：

「音樂」可以是一項熱情的、健康的愉悅——事實上，根據一份問卷調查的結果顯示，在我們當中，有些人發現音樂比其它事情（包括性愛）更會讓人感到心情激盪或感動。這種對音樂的感動至少有一部分原因是來自於體內安多芬（endorphins；俗稱「快樂的荷爾蒙」）的釋放——那是一種由人類腦部所產生像鴉片般強烈的化學物質；它可以解除疼痛的感覺，並誘發產生令人陶醉的感覺。（Sobel，第 58～59 頁）

Sobel 博士進一步描述說，我們對某些音調或節奏會有固定的反應。很有趣的是，人的心跳每分鐘約在 72 到 80 下之間，而西方音樂的節奏也大概在這一個範圍之內。他解釋說為何有些研究指出人的心跳事實上是與音樂同步的，而且它也會改變大腦的電子韻律（electrical rhythms）。音樂會影響到我們的呼吸速率、血壓、胃部收縮以及荷爾蒙分泌的程度。肌肉會隨著韻律進行伸縮或擴展，進而增強一個人在運動時的持續力，並調整呼吸節奏。快樂、活潑的音樂甚至會在我們從事健身運動時產生激勵效果。我們每個人對音樂的感受、反應各有不同，不過，同樣讓人感到有趣的是，音樂能夠讓我們從比較不愉快的思緒深淵或低迷感受中脫離出來。「研究顯示，在病患進行手術前、手術過程中或是手術後播放音樂可以降低病患的焦慮、減輕疼痛，進而減少術前、術後的藥物需求，並加快術後復原的速度。」（Sobel，第 60 頁）。Sobel 博士進一步調查發現，音樂能夠產生與施打 2.5mg 劑量 Valium 靜脈注射相同的效果。南丁格爾在她所著的「護理筆記（原名為 Notes on Nursing）」中敘述著：「那些會讓人產生某種預期心理的噪音會對病患造成傷害。不必要的噪音是扼殺照護效果的最殘酷方法。」週遭的噪音和振動會很嚴重地影響到我們的聽力感官。要知道，聲音的振動會因為產生共振效應而變得非常的強而有力，進而造成物理學上或道德議題上的問題。

從古老時代開始，音樂與聲音就經常被用來做為療癒的媒介——部落舞蹈、鼓樂節奏和宗教音樂等都是一種非常講究儀式的療癒工具。到了現在，許多外科醫師在進行手術的過程中，也會播放自己喜愛的 CD 音樂，用來降低手術療程所產生的緊張壓力。有時候，在諮商過程中，病患甚至會被問到他（她）們喜愛那一類型的音樂。一般而言，當我們處在熟悉的聲音場景時，我們通常會感到舒服自在，可是，一到了夜深人靜時，我們反而會察覺到一些在白天並沒注意到的聲音。也難怪，在一個不熟悉的地方過夜睡覺，尤其是像醫院這種充滿著不熟悉聲音的地方，經常會讓人感到驚慌、恐懼——很不幸的，這些聲響很有可能就是具有傷害力的噪音。舉例來說，聽到不遠處急診區裡某人哀痛的聲音，或有人急促地呼吸、喘息著，或是某一個小孩子在治療過程中因為疼痛而大聲哭叫時，都會讓人感到相當的緊張、心情沉重。另外一些也會讓人感到緊張、心情沉重的聲音則是來自於吵雜的儀器設備、發出卡答卡答聲響的推送車、用力撞擊的門板、嗶嗶響叫的監視器、吵雜的擴音器以及使用氾濫的廣播系統。「會困擾到我們的『噪音』是那些大到或尖銳到可能會傷害到我們耳朵的聲音。由於過大的聲響會令人感到不快，甚至造成傷害，我們要想辦法將它除掉。」（Ackerman，第187～188頁）

下面列出一些在我們的環境中會讓人感到非常不適的聲響噪音：

- 氣送部門裡吵雜的撞擊聲——這種困擾在安靜的區域裡（像是辦公空間、病房、等候室或諮商室等）尤其令人感到心神不寧。一般而言，藉由在管路中加設消音器可以改善這一類型的噪音問題。
- 吵雜的擴音器或廣播系統——在醫療中心、醫院或門診處所裡，擴音器是很普遍的一套訊息傳遞系統，通常用來宣佈事項（像是緊急情況），或是用來呼叫某一個人到某一特定地點。希特勒在他的「德國無線廣播手冊，1938」中寫著：「如果沒有擴音器，我們不可能征服德國！」在實務考量上，隨身呼叫器（beeper）可以用來取代這些惱人的廣播系統。
- 大力撞擊的門板——對大部分的人來說，撞擊的門板可以說是相當的討人厭。而對一個整天都暴露在相同撞擊吵雜聲響的人而言，門板的撞擊聲音更是一種折磨。解決之道，可以考慮增加簡單的關閉設計，讓它可以慢慢地關起門來。
- 儀器設備——醫療儀器設備會因為它所產生的聲響，讓原本就嚇人的外觀更加增添它的恐怖氣息。那是一些不熟悉的聲音，聽到的人通常也不知道那些聲音所代表的意義。連結到病患身上用來監測生命跡象（如血壓、心跳）的監測器是最讓人感到害怕的項目之一。大部分的儀器會產生穩定的嗶嗶聲，並在小小的螢幕上呈現出所搭配的圖形曲線。這些器具對大部分的員工而言，可以說是相當的普遍而且熟悉。可是，對一位病患來說，當他（她）們仔細聆聽每一個不熟悉的嗶嗶聲響時，那種經歷會變成是一種緊張、焦慮的來源——期待著下一個嗶聲，唯恐它不再發出任何聲響；如果聲響有所改變，病患與家人也同樣會感到害怕。我曾看過有一位受驚嚇的女人，一看到她丈夫的生命監測器發出平板音調時，立刻一邊匆忙地跑向走道另一端，一邊尖叫著說她丈夫已經死去；事實上是該一監測器出了狀況，只需要重新設定一下罷了。有時候，要完全消除這些噪音會是一項相當困難的挑戰，變通方法則是設法讓這些噪音變得比較柔和一些；不過還是要讓護理人員能夠聽得見。因此，設法消除人們對這些機器設備的害怕，應該是可以改進的第一步。護理人員應該仔細解釋各種不同的聲響，以及它們所代表的意義，讓病患及家屬可以清楚地瞭解。音樂耳機也可以讓病人產生正向的注意力分散效果。不過，長遠解決之道應該還是設法重新設計監測器設備，讓它們既可以傳遞所需要的訊息，又能減少不必要的緊張、焦慮。我曾見識過有一些醫療機構會將這些儀器設備的聲響調到符合作業規範的最低水準，然後輔以閃爍燈光，作為補償以及支援聲響的功能。為了視覺上的考量，這種閃爍燈光通常會裝設在病患以及家人視線以外的地方。

- 吵雜或不需要的電視機——在我們的日常生活中，電視機可說是無處不在的一項「文明」產物。在我們家中，我們通常擁有三台以上的電視機，甚至是在每一個房間裝設一台——包括浴室、廚房、臥室等。在電梯中、在大眾運輸工具裡、甚至是在家庭房車裡，也都有著它們的蹤跡。電視機通常裝設在等候區，好讓等候的人有「事」可做。不過，當一個人無法控制音量或頻道時，它就會變成是相當令人討厭的一項產品。最好的解決之道是消除「等候」這一項需求——提供個人傳呼器，讓訪客可以自由走動，而在需要時又可以傳呼到他（她）們。如果電視機是裝設在公眾區域，也應該另闢一個座位區，好讓那些不想看、不想參與的人也有一個可以坐的地方。如果能夠將電視機用來作為進行衛教或傳遞訊息給那些等候的病患、訪客，它所發揮的功能應是最理想的。

- 哭鬧或吵鬧的兒童——活潑可愛的小孩子總是讓人感到心情愉快，也能提供等候中的病患正向的注意力分散作用。相反的，不聽話的、哭鬧的小孩子會讓人感到吵雜、緊張、焦慮，尤其是對身處小孩子附近的病患而言，心理上的感受更是明顯。這種情況通常會發生在等候室裡，尤其是像急診處或手術等候區等會大排長龍的地方。同樣地，理想的解決之道是設法消除「等候」這一項需求，並讓小孩子和其他人等可以自由走動，直到有需要的時候，才傳呼他（她）們出現即可。如果等候室的設立確實有它的必要性，應該規劃成立一個「兒童區」，讓他（她）們可以在該區從事兒童活動，並與一般成人等候區隔離。
- 病人的疼痛——在療癒環境中，當我們聽到另外一個人發出疼痛聲音、呼吸困難、嘔吐或哭嚎時，通常會讓我們感到悲傷、煩惱；尤其是當這些聲音是來自於像急診部、加護病房或治療區域時，更是會讓人感到心神不寧。因此，應該設法將這些聲音「隔離」在病患的個人區域或房間裡。如果無法做到這種情形，也應該提供耳機給其他病患，讓他（她）們可以藉由聆聽曼妙的音樂來分散注意力。
- 無意中聽到的私人對話——這幾乎是每一個醫療機構都無法倖免的一項主要議題。無意中聽到的對話有時候只會讓人感到些微的不舒服，像是員工在電話中的交談；有時候卻會造成病患緊張的反應，尤其是當一位恢復中的病患聽到醫護人員正在進行負面結果的討論時更是如此。因此，應該儘量設法提供適合的空間，以方便敏感性對話的進行。在設計上，也應該留意如何防範不恰當語音的傳遞。

- 吵雜的通道——腳步聲、物品推送車、儀器設備車、病床移轉、對講機、清潔員以及維護工作等都會造成吵雜、喧囂。許多醫院的通道，尤其是在住院病房區裡的通道，就像是大白天裡的高速公路般吵雜紛沓。要知道，在這種地方，病患的休息和睡覺才是達成療癒目標的重要因素。還好，有許多方法可以用來處理隔音要求，進而柔化噪音的衝擊——如地毯、隔音牆、隔音天花板等。仔細確認推送車有裝設軟質輪子以及防撞保險桿，可以將撞擊聲響降至最低。所有的推送車與儀器設備間也應該避免金屬與金屬間的直接碰觸；在主要動線的角落處，也可以藉由 Acrovyn 防撞保險桿、轉角護牆保護片與門縫緩衝條來降低撞擊噪音。當然，最佳的解決方案還是在於良好的通道設計，將服務作業通道與病患區分隔開來，以消除這一類型的動線流量。

消除或緩和惱人的噪音是設計「療癒環境」時的消極考量，下一步則是積極地設法讓我們的聽覺感官能夠感到舒服、愉快。一個令人愉快的「聲景」就像美輪美奐的室內裝潢般，能夠豐富我們的身體與心靈。

利諾報（Reno Gazette）曾引述一項評估義大利病人在加護病房之經驗感受的研究報告，其結果顯示有 72%的參與者抱怨有過不好的經驗——睡眠遭到剝奪之恐懼、焦慮、孤單感、未中止的噪音以及看到或聽到有人正受著痛苦折磨或不幸死去的景象。作者（Mazer）進一步解釋說：「我知道這些症狀的背後原因或多或少與聽覺因素有關，而且不在病患的診斷徵兆裡。」有鑑於此，一些醫療機構會利用「廣播系統」來傳送個人化音樂、員工之通訊（傳呼）和病患之通訊（護理呼叫），而利用「警報系統」來進行方向引導與安全保護等任務。這些系統的夜間運作模式可以經由特別的影音搭配設計，讓它既可以符合一天的生活節奏，滿足病患的睡眠需求，又可以解決實際運作上的困難。

將「音樂」加到「療癒配方」裡並不是一項新的作法。早在古希臘人的著作裡，我們就可以看到有關音樂符咒和相關文獻的記載，而這也是截至目前為止人類最古老的草紙醫學文件之一。事實上，在不同的文化、不同的時空裡，「療癒聲音」——從最原始的鼓聲到比較複雜的羅馬教皇音樂，可以說跟「療癒」或「治療」都脫離不了關係。即使到了今天，我們還是會利用「聲音」與「音樂」來矯正或支援健康照護環境中失去的某些官能感受，並作為正式治療計畫中的一部分。此外，音樂也可以用來抵消某些治療過程的負面效果，或是減輕治療所帶來的疼痛——如化學治療、放射治療或洗腎治療。對那些行動受到限制或必須加以隔離的病患而言，音樂更是特別有幫助——如燒傷中心的病患、骨髓移植病患或器官移植病患。

音樂對早產兒而言也具有「滋養」的效果。「當我們把布拉姆的搖籃曲拿來作為這些早產兒的治療『處方』時，它所產生的療癒效果可以說是相當的驚人，甚至讓人感到不可思議。相對於那些沒有『聽』音樂的嬰兒而言，這些嬰兒的體重增加速度明顯地比較快，平均而言，也早了一個星期出院，使得每位嬰兒可以省下US＄4,800元的費用。」（Sobel，第62～65頁）。Sobel 博士深信「音樂」會影響到一個人的免疫系統功能——當一個人沉浸在音樂的薰陶中時，原先處在高指標的緊張荷爾蒙功能會受到抑制；換言之，音樂會降低一個人的緊張情緒。「音樂治療（music therapy）」與新近發展中的「心理感音治療（psychoacoustic therapy）」也都支持這種信念和論點。至於有哪些音樂比較適合選用呢？Sobel 博士所推薦的音樂選曲包括有：巴哈的「G弦之歌（Air）」、海頓的C大調「大提琴協奏曲（Cello Concerto）」以及德布希的「月光曲（Claire de Lune）」。

某些類型的音樂對聆聽者的生理與心理健康方面都能夠產生「治療」上的效果。美國國家衛生研究院（National Institutes of Health，簡稱 NIH）復健醫學部主管 George Patrick 博士在他所著「振動感音音樂對症狀減輕之效果（暫譯，原名為 The Effect of Vibroacoustic Music on Symptom Reduction）」一書中曾提到：「音樂具有一種能夠讓人感到自在、協助解除緊張、並且營造出安寧情緒反應之整體感受的能力。我相信，這也應該是任何一個健康照護機構會有興趣想要提供的一種服務模式。」由此可見，我們可以將「音樂」視為一項新的設計工具，用它來提升、改善整體的醫院經驗。當然，並非所有的音樂都會受到聆聽者的歡迎，或是能夠產生放鬆、安撫的效果，因此，在「設計」的過程中，必須注意到音樂素材的選用。

心理感音治療

在很多時候，雖然「心理感音治療（Psychoacoustic Therapy）」與「音樂治療（Music Therapy）」這兩個名詞會讓人很快地畫上等號，其實它們兩者並不相同。「音樂治療」是利用音樂器具的演奏來與聆聽者進行「治療交換（therapeutic exchange）」，而「心理感音治療」則是針對某一特定健康議題或某一特定個人聆聽上的需求所開立的特定聲音「音樂處方」。「心理感音治療」可以應用在下列場合中：

- 在個別的治療區域裝設擴音器喇叭來加入處方音響。
- 搭配其它療癒或治療模式來支援療癒過程的進行，如化學治療、洗腎等；也可以在椅子上裝設「固定式」音響系統，甚至加上按摩振動器。
- 配合針灸，進行疼痛控制。
- 在高度心理負荷區域作為舒緩壓力之用。
- 在心理治療或諮商區域用來支援治療活動。
- 運用在開刀房或恢復室；如果應用在此一情境中，讓病患能夠參與音樂或音響的挑選則是一項重要的關鍵因素。
- 在加護區或緊急照護區提供個人耳機。

- 在公眾場合——如大廳、等候室，可以藉由適合的音樂營造出特殊的文化氣息或支援環境所需的氣氛。此外，在影視牆上播放舞蹈音樂也能夠產生非常不錯的效果。
- 在花園或水景中加入大自然的聲響。
- 在沉思室或禱告室中作為安寧祥和的背景音樂。
- 用來分散人們對不想要聽到的噪音或聲響的注意力。
- 在停車場裡，愉悅的振動音樂可以產生意外的歡迎效果，也可以充作解除訪客緊張狀態的第一道交鋒。

鳥兒吱吱喳喳的叫聲或是咕嚕咕嚕冒泡的水聲都可以作為療癒花園環境中設法讓人感到歡欣的添加劑。「聲響設計」應該融入「療癒環境」的建築與室內裝潢設計當中。不過，要注意的是，擴音器及其它需要配線的器具必須設法加以隱蔽起來，或者設法讓它們與整體空間產生和諧的「融入」效果，而不是成為有礙觀瞻的附加配件而已。切記，「聲響」並不像其它作為裝飾用途的飾面工程，也不是像藝術品般用來掛在牆上欣賞的。真正的「心理感音治療」能夠在醫療空間中增添一種令人感到愉快的氣氛，並藉由撫慰神經系統以及分散疼痛注意力來提升整體的療癒氣氛（參見 Contract Design，第 99 頁）。

療癒環境中的幽默與歡笑

雖然說「幽默」不容易加以量化，一般人對幽默的一項自然反應則是「發笑」。曾有實證研究指出，「發笑」可以增加「兒茶酚胺（catecholamine endorphins；一種與情緒調節有關的物質）」的分泌，減少「腎上腺皮質醇（cortisol；譯註：身體如果缺乏這種賀爾蒙，就會不懂得因感到壓力而即時做出適當的反應）」的分泌，並降低意謂著免疫系統反應的沉澱作用（Adams，第 67 頁）。「縱聲大笑」可以提高一個人的警覺靈敏性（alertness），讓「疼痛」變得比較遲鈍，而「幽默」則是可以讓人從問題困境中得到解放，或者暫時忘卻健康照護上的憂慮。可惜的是，大部分的人並不願意認真地看待「發笑」與「幽默」，甚至認為將它們納入醫療處所的設計中是不夠穩重、幼稚的一種風格表現。曾有一次，我女兒因為急劇胃痛，我把她帶到急診處。在治療過程中，她因為看到貼在天花板上的逗趣猴子圖片而笑了出來，而就在這一刻，我也因此感到如釋重負；因為她的笑聲，我知道她已經度過了危急時刻，正在逐漸康復中。

有許多的方式可以將「幽默」帶進健康照護環境中。其中，「小丑」可以提供常態性的床邊訪視，而且不只是針對小兒科部門而已；也可以在各個等候室、床邊茶几、甚至教堂禱告室放置大量的笑話書籍或有趣影片；此外，卡通漫畫書以及一些有趣的圖片也能夠帶給病患與訪客歡笑的驚喜，尤其是在一些會讓人感到高度緊張的地方——像是放射科、乳房 X 光攝影更衣室、檢驗室天花板、診察室等。

有一些醫院已經開始著手打點這類事情。在杜克大學附設醫院（Duke University Hospital）裡，「幽默車」推送著影片、卡通幽默書、逗笑器具、玩具和遊樂器到各個有需要的地方供人取用。鄰近亞特蘭大市的DeKalb醫院也規劃出一間活動室（Lively Room）讓兒童們可以在裡面蹦蹦跳跳、嬉鬧玩耍。在紐約市的大蘋果馬戲團（Big Apple Circus）裡，小丑們組成「小丑照護團（Clown Care Units）」，並且按時到兒童醫院探視兒童病患，帶給他（她）們歡笑，也協助病患照護的進行。「治療幽默協會（The Association of Therapeutic Humor）」正在發展一項實務應用，試圖將「幽默」導入治療之中。還有，Gesundheit Institute（參見網址 http://www.patchadams.org/home.htm）正著手興建一所史無前例的「好笑的醫院」——在該醫院中，所有的情況將以歡笑與遊樂為訴求。（參見 Adams，第 67～69 頁）

如果要將「幽默」導入健康照護環境中，除了上面談到的實例，還包括一些可行方式，例如：規劃一間存放各式各樣裝扮物與道具的房間、可供表演藝術家使用的空間、開設幽默課程，以及提供一個可以讓人們安全無虞地開懷大笑、哭泣釋悲或尖聲大叫的場所。派曲・亞當（Patch Adams）認為在一般狀況下，病患通常會挑選感覺起來比較有趣的病房，而不會選過於嚴肅的房間。在演講過程中，他也經常會問聽眾們：「究竟是偏好有趣的、好玩的房間，或是傳統的健康照護環境呢？」根據調查，有 90%的受訪者會挑選有趣、好玩的房間。「健康的基礎在於『快樂』——從擁抱心愛的人、四處扮丑角、打哈哈，到尋家人朋友開心、享受工作中之歡樂、神遊忘形於自然界或藝術品中，都是快樂的來源。」

派曲喜歡被當成是一位小丑而不是一位醫師；他認為「幽默」是治療各種病痛的萬靈丹。

> 我相信「歡笑」與「愛」是同等的重要。當你問其他人喜愛生活中的什麼「東西」，你會發現，不管那樣「東西」是開著跑車、進行韻律舞蹈、整理園藝、打高爾夫球或是伏案寫作，最基本的「東西」還是從事這些活動所能夠享有、能夠得到的「笑聲」。人們渴望歡笑，就好像它是一種氨基酸成分。如果笑聲會傳染，就讓我們把它散播出去吧！」（Adams，第 66 頁）

「聲音」也可以是「美麗的」。音樂、笑聲、瀑布流水以及輕拂過樹葉的微風都能藉由我們的聽覺，帶給我們極大的個人歡樂。健康照護環境的設計者所面對的挑戰是如何消除或降低會造成人們緊張的壓力，如何產生可以支援療癒功能的聲音，又要如何提供歡樂、支援治療。「療癒聲音」可以超越「音樂」原本的角色功能而形成療癒的能量，將它的「美」與「和諧」再一次帶進療癒藝術當中。希臘哲學家畢達哥拉斯（Pythagoras）鼓吹藉由每天唱歌、演奏樂器來清除一個人心中的焦慮、悲傷、恐懼和生氣。音樂，以及參與其中所得到的歡樂，是一項能夠回復我們聽覺與療癒感受的簡單方法。

療癒的味道

好幾個世紀以來，世界各個角落的情慾挑逗者、深情戀人就已經知道如何利用芳香味道的力量來誘惑性伴侶、點燃吸引力或得到對方的接納。不過，一直到最近，鼻腔中的「犁鼻器（erogenous noze，即vomeronasal organ）」（與性費洛蒙有關）才被發現。「聞、嗅」可以幫助我們判斷出危險——在我們「看到」或「感覺」到火之前，我們就會聞到煙味；不過，它也經常是我們五官當中，最容易受到忽視或誤解的感官。由於它連結到我們大腦中掌管「情緒」的區塊，因此對我們的潛意識影響極大，進而影響到我們的情緒與記憶。

「嗅覺」不但被認為是我們五官當中最原始的，也是最有力、最敏感的一項感官。在五官當中，「味道」能夠最快、最直接地通向我們的情緒。我們能夠區分出上千種不同的臭味、香味，也能夠一輩子記住那些味道。我們有五百萬個嗅覺接受器，這些接受器每隔三十天就會自行更新、補充。我們的鼻子會對我們所吸進去的每一口空氣進行處理——平均一天23,040次！（Crawford，第144頁）此外，我們所愛的人會讓我們「聞起來」舒服、愉悅，而這也是人與人之間一項很重要的感情連結方式。

研究報告指出，一位小嬰兒能夠單憑「嗅覺」辨識出它的母親；同樣地，它們的母親也具有這樣的能力。我們每一個人都有屬於自己的「個人味道」，而這種味道能夠傳遞、告訴別人許多有關我們自己的狀況，因為恐懼、緊張或焦慮都會改變我們讓其他人聞起來的味道；甚至有時候，我們能夠透過嗅覺來「偵測」出一個人的病痛。此外，一些經常可以在醫療設施環境中發現到的有毒物質或空氣污染，不但具有危及嗅覺能力的潛在威脅，有時候更會讓人生病。聞到那些物質的味道會傳遞某種訊號到我們的大腦。而當我們無法掌控那些味道時，我們還是會將那些味道「呼吸」進去，只不過我們的大腦會被迫忽略那些訊號，如此一來，就會對我們的嗅覺造成傷害。我們的醫療設施充斥著各種不同的人工味道——從清潔劑、殺蟲劑、肥皂、化學物質到發霉的空氣味道，不一而足。人工物質經常是用來清除醫療異味、病痛味道以及浴室和身體的味道。這些異味擾亂著我們的設施環境，不過，為了淨化環境中的這些異味，我們卻又帶進了更多「令人討厭」的味道。

當然，在另一方面，我們也擁有許多能夠提升、激勵療癒作用的味道與香味。

芳香療法

「芳香療法（aromatherapy）」（另稱「香薰治療」）的使用情形正快速成長中，也逐漸受到社會大眾的重視，甚至是應用在傳統醫療中。在一項最近的科學研究中，將實驗室裡的受測對象連結到監測儀器上，然後問一些會引起他（她）們緊張的問題——如「怎樣的人會讓你生氣？」接著，一方面測量血壓、心跳速率、呼吸速率以及腦波的變化，一方面評估受測者的心情狀況。有時候，在提出會造成緊張的問題之前，會先讓受測者聞一下芳香氣息。結果顯示，添加蘋果香味的氣息似乎可以改變一個人的緊張反應——如血壓降低、呼吸速率減緩、肌肉更為放鬆以及心跳速率變慢。受到香味刺激的受測者也表示「感覺」更為快樂、比較不會焦慮、也更為放鬆（參見Sobel，第69頁）。在一些目前正在進行的研究中，有失眠困擾、焦慮心情、疼痛折磨、背部疼痛、偏頭痛或者暴食問題的受測病患們試圖接受「芳香療法」的處理。研究者相信，最後的研究結果應會發現，某些特殊的味道能夠產生像某些藥品一樣的「治療」效果。

「芳香療法」利用萃取自植物的香味製造成精油，用來療癒一個人的身、心、靈。這些精油有它獨特的味道，可以刺激一個人的情緒、心理與生理方面的反應。「芳香療法治療師調整這些香味所產生的情緒上與心理上的狀態，進而產生生理上的反應——脈搏、呼吸速率、排汗狀況以及免疫反應等方面的改變。這些改變可以療癒我們的身體。」（Monte，第212頁）。事實上，「芳香療法」係藉由以往人們的「經驗」來得到成功的結果。例如，一個人在森林裡、房間中或其它任何地方所聞到的味道都會記錄在我們的潛意識裡，然後連結上「經驗」本身。日後，當我們聞到相同的味道時，我們就會想起跟「當時經驗」有關聯的情緒，即使我們已經無法想起相關經驗的細節了。「味道」本身也包含來源植物（source plant）生長地方的種種狀況——如地理資訊、對太陽的反應特性、土地、雨量等。這些要素特性蘊含在用來作為「芳香療法」的精油與香味當中。

蜜雪兒・穆瑟拉（Michele Musella）是維吉尼亞州木橋郡（Woodbridge）的博城醫院（Potomac Hospital；另稱：波多馬克醫院）婦女與兒童服務部（Women's and Children's Services）的護士。她曾分享她在該醫院產後恢復區（Postpartum Unit）採行「芳香療法」的成功經驗。透過提供產婦在陣痛時、生產過程中、與產後等階段「芳香療法」的選用，她發現，薰衣草是最受歡迎的一項——它有助於疼痛、緊張、壓力、甚至頭痛的舒緩。薰衣草的花穗挺出植株，它的葉子則是鬆散而輕。此外，穆瑟拉護士也將芳香精油裝在散發器裡使用，甚至開發出一種可以讓產婦們帶回家去的小隨身包，讓新媽媽們可以用來減輕初為人母的緊張與壓力。

「精油」不但可以直接用在人體上，在傳統醫學中，也可以作為療癒草藥或複合藥劑，產生特有的功效。「精油」確實值得人們多加研究、試驗，尤其是在某些需要改變心情、提振感受或產生正向分散力的療癒環境中，更是值得一試。在英國，醫院也會使用「芳香療法」來減輕病患的失眠困擾，並且藉由消除醫院的普遍異味來營造出舒適的感覺。更有趣的是，「香味」已被廣泛用來取代傳統的止痛劑或疼痛管理，也可以作為除臭劑，或是用來營造出病患逐漸康復的整體感覺。紐約曼哈頓的史隆凱特靈紀念醫院（Sloan Kettering Memorial Hospital）已經在會讓人感到高度緊張的核磁共振造影（MRI）療程中引入分子芳香（atomized fragrance）。根據統計，暴露在芳香氣息的病患會比其他人減少 63%的焦慮程度。此外，在長時間的治療過程中，藉由「芳香療法」的引入，也能降低病患因焦慮所產生的肢體移動，進而減少昂貴的重複療程。

芳香氣息的設計

下述查核表可以幫助我們在設計芳香氣息時多加留意相關細節：

- 使用容易清理而且不會吸附味道的材質。
- 避免使用需要強力化學劑清理的材質。
- 明確標示每一項選用材質的清理過程；基本上，儘量使用具有最低毒性的清潔劑。
- 多加運用芳香精油，尤其是在一些會產生緊張壓力的區域。
- 利用香味來支援治療功能。
- 善加運用芳香設計來支援空間、功能與人群。
- 別忘記芳香氣味與記憶、「邊緣系統（limbic system）」（譯註：指大腦結構的一部分，包含海馬體及杏仁體在內，支援情緒、行為及長期記憶等多種功能）間的顯著關聯性，並藉由「芳香設計」來支援正向的記憶或是提供正向的注意力分散效果。
- 將正向的食物味道融入其中。不過，要留意，別將那些味道帶到手術區或恢復區附近。
- 將親近新鮮空氣或大自然的可能性融入設計當中，儘量提供病患可以接近大自然的機會與管道。
- 設法讓空氣流通；不過，可別造成氣流（drafts）。
- 適切使用植物與花的力量（flower power）。
- 考慮使用負離子（negative ions）——藉由離子化過程，能夠活化發霉的空氣。

我們的嗅覺神經與記憶、情緒有著緊密的關係。例如，防曬油可以很快地將我們「帶到」海灘或是海邊。一些研究報告指出，聞到舒服味道的人會比聞到不好味道的人更能夠回想起快樂的記憶。因此，我們可以設法多加利用這一個概念，將現在與過去的某些正向記憶與經驗連結起來。也就是說，如果能夠將「芳香」融入設計當中，就能夠產生「療癒環境」中的理想情緒，因為在該環境中，來自於植物本身（而不是合成香味）的能量會讓空氣感覺起來更加清新、充滿活力。

健康的食慾

我們的「食慾」是一項消耗性的激情；還好，食物是一種既可以滋養我們，又能提供我們愉悅的感官事物。為了生存，所有的動物都必須吃東西。可是，身為人類，除了「填飽」肚皮，我們還會在食物中加入「情慾」，作為犒賞、懲罰、慶祝、紀念之用，以及最重要的，作為立即的享受與滿足之用。由於它能夠填飽我們的肚皮，進而影響到我們的心情、想法、意念與表現，我們的味覺會讓人感到快樂。就像其它的感官，「飲食」與「食慾」也會形成強烈的身、心關係。只不過，令人好奇的是，食物與口味又是如何「進入」到我們的心裡與環境裡的呢？

「品味」方面的設計

我們的味覺會受到其它感官的支援與補強作用——氣味、紋理、溫度、顏色、疼痛、甚至是聲音。我們的舌頭擁有大約10,000個味蕾，其中的400個能夠嚐出鹽的鹹味，可以嚐出苦味的則有2,000個（Crawford，第127頁）。食物會影響到我們的心情與健康。一般而言，我們都喜好甜的東西；辣味具有刺激性；碳水化合物則可以藉由釋放胰島素讓一個人放鬆心情——胰島素會調節血中複合胺，進而誘發平靜的感覺。巧克力與乳酪含有豐富的苯乙基胺（PEA）——它與熱戀中的人體內所分泌出來的一種化學物質（腦內嗎啡）相同。我們所飲用的每一餐可能會讓我們感到朝氣十足，也可能會讓我們感到沮喪無力。「最近的研究報告指出，食物就像微量的藥劑，即使過了好幾個小時，還是會影響到我們的心情、想法與表現。某些食物會觸發我們的腦部，產生一些快樂時光的經驗過程中所釋放出來的化學物質。」（Sobel，第 95 頁）。

我們與食物打交道的經驗並不僅止於「吃」罷了，也跟食材準備、食物烹煮、菜餚上桌以及快樂享用有關。美味食物是用來快樂享用的；「分享食物」是一種快樂，也是一項重要的家庭與社交活動。「食物」是讓家人與朋友能夠團聚在一起的一種簡單方法，也對我們的健康與幸福具有正面的效果。事實上，一個有提供食物與點心的環境場合會讓人感到舒服、愉快；有些時候，光是看到食物就會讓人感到舒服。動物只要餵食食物即可；人類則從中得到愉悅。

「飲食」是我們從出生以來就不曾中斷的一項會讓人感到高興的行為。在某些情形下，早在出生前的胚胎時期，胎兒就會吸吮手指頭或腳趾頭來滿足它的口慾。當一個小孩子逐漸成長，作媽媽的也會用她的乳房或裝滿營養品與愛意的瓶子來餵食小孩。在剛開始的時候，一個小嬰兒並無法區分「餔育」與「疼愛」的差異，因此它會將「餔育」與「吃」這一項行為跟「疼愛」連結在一起。由於這一種牽連性，小孩子才能夠在身體與心理皆獲得安全保障的狀況下逐漸成長。慢慢地，一些其它因素會被加進來，像是獎賞與懲罰。例如，作媽媽的可能會用一片餅乾、一塊糖果或是廚房裡的其它東西來獎賞小孩子的某一項好行為；而當小孩子的行為舉止不良時，她可能也會拿走這些東西，作為一種懲罰。此外，有一些小兒科醫師會給他（她）的小病患們一張貼紙，用來稱許他（她）是一位好男孩或好女孩。

一個人想要吃什麼東西會受到態度、觀念以及某些文化型態的影響──包括宗教限制、禁忌以及價值觀念或營養方面的考量。大部分的宗教派別會明白告示它的信徒什麼東西可以吃，什麼東西不能吃，也會在宗教儀式或教派符號中顯現出來。另外，在一些歷史活動或宗教場合裡，人們也會用食物或飲料作為紀念活動的祭禮。古希臘哲學家伊比鳩魯（Epicurus）將「飲食儀式（eating ritual）」定義為一項「生活的精煉」。「Epicure」這一個字已經被用來形容特別講究美食、嗜好醇酒那一類型的人，或是懂得追求生活中更美好事物的人。

在醫療環境中，病患與家人「帶著」各式各樣的飲食需求來到醫療機構裡。基本上，健康照護機構只提供能夠維生的食物而已，很少會注意到人們對「吃」的感受。病患的餐盤上放著的是會讓人失去胃口的冰冷、無刺激性食物。而且，在食物的遞送服務中還會「添加」著一種「事不關己」的氣息，甚至把食物直接擱置在床邊，即使病患並不在床上。醫院餐廳裡的食物已被貼上「比飛機上的餐飲還難吃」的標籤；此外，醫療機構的用餐場所通常「躲」在沒有窗戶的地下室裡。一般而言，在緊張情緒下設法尋求滋養的病患與家人，有時候會想要找一些可以讓人感到舒服的東西來吃，可是，在大部分的時候，他（她）們甚至連一杯咖啡都找不到。無可否認的，大多數的健康照護機構並不支援或滿足我們的味覺需求。

醫療環境的「設計」必須要能夠支援與食物或食慾有關聯的「快樂記憶」，最好的例子包括在住院護理部設置「家庭廚房」。在這些地方，家人可以為病患烹煮一些他（她）們喜愛的飲食，而且煮好的食物不但可以讓病患享受，也可以與病患的照護者分享。在這一種概念下，所提供的不僅是給家人或親密伙伴的「食物」罷了，更可以在家人與照護人員之間建立起一道「親近」的結合力。它也是病患或家屬與營養調配人員互動的絕佳機會，好讓營養調配人員可以藉此「量身訂做」既符合飲食需求又符合病患口味的食物。這也是應用在「Planetree 照護模式」（譯註：一非營利組織，倡議「以病患為中心」之醫療環境及組織文化之營造）中相當成功的一個概念。

在我們最近所進行的羅京漢紀念醫院（Rockingham Memorial Hospital）專案中，特別「設計」出由某一位餐廳男服務員或女服務員來接待即將住院的病患。服務員會遞上一份特別為他（她）們訂做的菜單——那並不是一份詳列什麼能吃、什麼不能吃的泛用型菜單；相反的，菜單上只列出適合於他（她）們的項目。如有特別需求或個人偏好，在經過詳細討論後，服務員會回到廚房填寫相關菜單，並且等到下一次病患「人在病房」時再回來。餐點是被「服侍」給病患，而不是被「遞送」過來而已。服務員會問病患是否一切還滿意，是否需要任何其它東西。因此，服務員所提供的是「服務」，而不只是「食物」而已。根據後來的調查發現，病患滿意度提升；當然，病患端著餐盤排隊等候的現象也不見了；此外，餐飲服務人員離職率下降；而且，醫院也因此可以減少聘用兩位全職員工。其它一些比較有遠見的醫療機構也早已經採用這種遞送服務模式。事實上，在我們著手規劃此一新專案之前，我們已經實地參訪了幾家醫療機構，作為我們實務規劃時的參考。

健康照護機構裡的餐飲服務區設計必須超越「一個能吃東西的地方」的功能性要求——我們必須提供一個可以用來慶祝兒童生日的派對處所、一個可以讓初生嬰兒的爸爸媽媽享用燭光晚餐的地方、以及一個可以用來舒緩排隊久候壓力的咖啡吧檯。在著手進行「品味」方面的設計時，也請考慮下面所提出來的一些建議事項：

- 飲食是一種多感官的經驗——它涉及嗅覺及視覺。食物本身與陳列方式都應該「看起來」美味可口、引人目光、讓人胃口大開，也要聞起來香味撲鼻。
- 記住，單是呈現出食物就會讓人放鬆心情、感到安心。也別忘記，可以考慮在機構裡進行飲食「方便性評估（availability assessment）」——單一供應地點的餐飲服務很難滿足病患與訪客所有的飲食需求。
- 別將「餐飲服務」侷限在三餐而已——它也可以包括點心區、咖啡吧檯、冰淇淋店、糖果車、水果與果汁吧檯，當然還有自動販賣部。

- 記得將社區居民所偏好的食物包括在菜單項目中；還要記得用適切的方式、搭配可用的餐具提供餐飲服務。
- 提供可以讓病患及訪客進行社交活動的餐飲服務場所，這對長期照護機構而言，顯得尤其重要。如果能夠有一個地方讓人們娛樂、進行社交互動並分享食物，家人或訪客探訪的次數會更加頻繁。
- 在規劃餐飲服務地點時，記得將花園、中庭、庭院、屋頂考慮在內，因為這些設施會大大提升用餐環境給人的感受。
- 自助餐廳、用餐室應該看起來清爽、聞起來清新，也要設計得可以提升社交互動的進行。
- 桌面上、病患餐盤裡要搭配放置新鮮花朵——大自然元素是最好的去壓力劑、緊張消除劑（de-stressors），也會讓人感到心情愉快。
- 遞送病患餐盤時應該讓病患覺得有尊嚴、心情感到愉快。
- 在訪客會感受到高度緊張、壓力的區域（如急診處、等候區）應該規劃設計餐飲服務設施。
- 在高度緊張的區域應該提供可以讓人心情寬鬆的餐飲供應服務——如特殊咖啡、草藥茶、熱巧克力和糖果，尤其是巧克力。
- 應該有「健康飲食」的供應服務；如果在健康照護機構裡都沒有的話，什麼地方會有呢？
- 在排隊久候區裡，應該要有餐飲供應服務，不然也要提供傳呼器，讓病患與訪客可以到處走動，或是可以放心地走到用餐區輕鬆一下。
- 在偏僻的院區角落應該要有餐飲供應服務。對偏僻角落的建築設施、門診設施或健身中心（wellness centers）而言，美食區與咖啡車台是不錯的替代方案。
- 在住院區提供家庭廚房或家庭餐具室，讓家人可以扮演照護者，並提供病患所熟悉的飲食。

・提供家庭慶祝場所；在兒童區則要提供適合生日派對或節日慶典的活動場所。

食物以及它在健康方面所擔負的角色通常與生活的其它面向很難加以區分。事實上，食物是我們所有感官的「承辦人員」。諾曼・卡梅倫（Norman Cameron）在「行為失常心理學（暫譯，原名為The Psychology of Behavioral Disorders）」一書中寫著：

> 我們的語言對社會上的接納與排斥、言詞攻擊、口腹之慾以及維生需求等意念都充滿著曖昧的引喻。因此，我們會食言（eat our words）、忍氣吞聲（swallow our wrath）或全心投入處理問題（sink our teeth into a problem）。當一個人因為他（她）在行為上的言詞曖昧而感到困惑時，他（她）通常也會表現出那種用來作為暗喻的社會運作模式。

有無第六感存在？

許多人將「直覺（intuition）」當作「第六感」——通常的描述情況是「我有這種感覺」、「我就知道是這樣」、「就是無法解釋我為什麼知道」。一般人都相信，作母親的或是熱戀中的人，對她（他）們所愛的人很容易會產生這種感覺。這種感覺似乎是一種累積性的連結，也是一種多感官的經驗——在這種經驗中，我們利用不只一項的靈敏感官來取得資訊，常見的例子包括有：「品嚐」氣味、被光線「碰觸」到、或者是「看到」聲音。這些經驗會刺激我們的感官，激起我們的記憶與想像。當然，它們也能夠提供從大歡樂到大痛苦的全域感覺。

「直覺」會是我們身體與心理的橋樑；它讓我們能夠用多感官的方式來探索這一個奇妙世界。我們的「靈敏天線」也讓我們能夠很細膩地「經驗」週遭的環境變化。雖然，在有些時候，「直覺」被認為只是一項「普通常識（common sense）」罷了；在很多時候，它卻是難以捉摸、難以量化的，只不過，我們都曾經經驗過。或許，所謂的「第六感」可以被解釋成：在高度充電狀態下，我們所有的感官匯聚在一起所產生的一種多感官經驗。

我相信我們的「第六感」就是我們的免疫系統——那是「身體、心理、靈性」三者之間最偉大的連結。就像其它的感官一樣，我們的免疫系統會藉由感官器官（sense organ）取得環境週遭的種種資訊。這些資訊傳送到我們的大腦，引起生理上的反應。「根據一項最新的觀點，免疫系統絕對不是只用來對抗入侵微生物的機制罷了。它是一套非常專門的生物感測器網路，可以用來擷取身體內部和身體週遭的訊息，並將它轉送給大腦，用來激勵動物或人類表現出某一種特定的行為。」（Weiss）。就如同救護車的急促鳴笛會嚇到我們，並告訴我們要讓開道路一般，我們的「免疫系統天線」也會引發類似的有用行為。科羅拉多大學波德分校（University of Colorado at Bolder）的神經科學家史蒂芬・麥爾（Steven F Maier）曾說：「基本上，我們認為免疫系統就是一種感官器官。只不過，它在身體上的分佈比其它大部分的感官要來得更廣些罷了。」

大體上，我們已經知道一般的免疫系統是如何地進行反應動作。例如，當我們因為感冒或流行性感冒而病倒時，會發生打顫或睡覺的反應——這些反應是讓我們能夠從生病中恢復最有效的機制。長久以來，人們就認為大腦會跟免疫系統進行溝通。例如，有些白血球負責攻擊細菌，並對大腦中因受到緊張荷爾蒙的激發而產生的化學物質非常敏感。然而，反向的溝通（從免疫系統到大腦）卻是直到最近才被探索出來。

Interleukin-1（簡稱 IL-1）是一種由免疫系統細胞所分泌出來的化學物質，它會攻擊外來分子。基本上，會聯合其它的細胞來進行攻擊並引發必要的行動，進而阻止細菌的擴散，如此一來，可以幫助身體的免疫系統防禦外來分子。IL-1 也會對大腦與脊髓產生直接的影響。「例如，IL-1 會誘發打顫與有效的發燒，因為體溫上升會降低細菌的成長速率；它也會誘發一般性的無精打采、胃口不開、性慾減弱等現象，而這些都是合理的行為反應，因為當動物生病或無力自衛時，最好能夠避免外出、避免被『敵人』看到，以免遭到被攻擊的危險。」（Weiss）。這一類型的反應是一種「動機行為（motivational behavior）」，它受到大腦的協調，並且會因情況而變。就目前所知，有許多的疾病與壓力徵兆「表現」似乎就是受到身體「第六感」（免疫系統）的誘發所產生出來的獨特、有效行為反應。

在健康照護環境中，我們的「天線」會得到高度的「充電」補給。我們感受得到我們的環境，直覺地知道它是不是一個安全、熟悉或舒服的環境。沒錯，我們所有的感官都很靈敏，可是，卻也常常受到濫用。在感官作用中，我們的「直覺」與「想像」可以說是相當的明顯。例如，我們會因為「聞到」某些東西而讓我們生病，或讓我們失去胃口；我們會因為「聽到」某些事情而產生不祥的預感，因而傳送訊息到我們的大腦，準備採行攻勢或放棄希望。令人感到遺憾的，我們的健康照護設施卻好像是在挑戰著我們，要看看我們是如何結合偉大的想像與深層的感受，才能夠得到心中想要的幸福感受。大部分的設施機構通常欠缺良好的設計，不是視覺比例不佳、燈光不良，就是空氣中瀰漫著異味、或是充滿著讓人感到痛楚的觸感，甚至會讓人感到緊張、沮喪。我們真的需要停止「虐待」我們的感官，轉而支援、滿足我們的感官，甚至包括我們的「第六感」在內。最重要的是，不管從何談起，「人性化設計」絕對有它的意義。將文化、語言、宗教、性別與年紀等搭在一起，進而體驗人性的最基本本質是再自然不過的事了，不是嗎？

感受、感官、感覺、敏感的、敏感性——這些不就是所謂的「設計」內涵嗎？一個成功的「療癒環境」需要我們徹底地瞭解、有創意地陳述人類的獨特面向。「為我們的感官而設計——人性化設計」帶來的好處遠遠超過我們在尋求成功的病患結果過程中對舒適、滿意、鼓勵等的量化。

chapter

6

知識——知性環境設計

沒有什麼事情是絕對的好或是壞，
但是您的思想會左右最終的結果。
——William Shakespeare, Hamlet

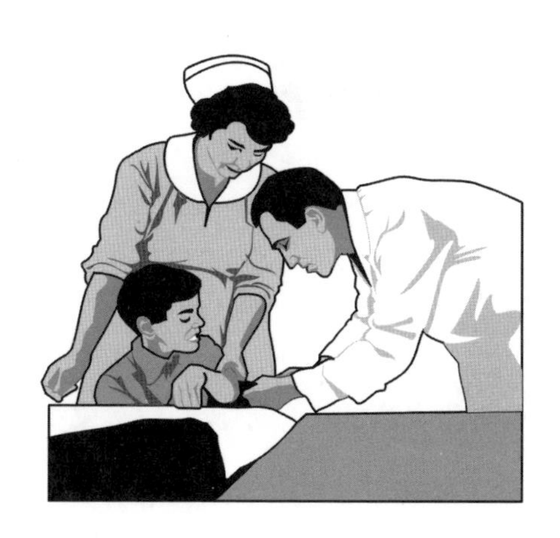

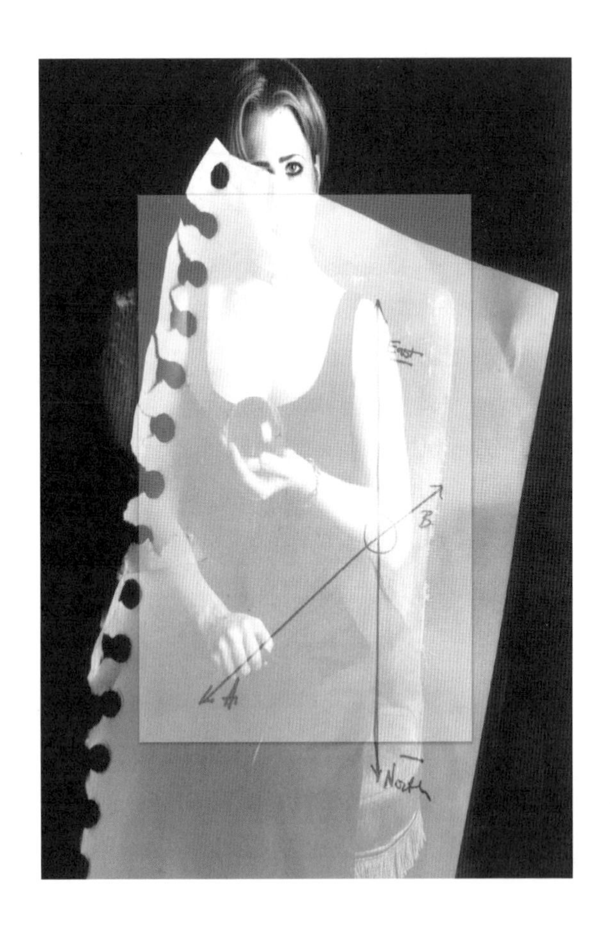
East
B
A
North

療癒的概念不只是指身體的實體（physical）部分，還牽涉到心靈（mental）的層次，換句話說，當我們了解周圍的環境狀況時，則我們的心靈會幫助身體來療癒，因此知識在人類的健康維持與療癒過程中扮演著相當重要的關鍵角色。我們常常聽到一段古老的諺語——「眼見為憑」，換句話說，當我們可以看得清楚，那麼我們心中的質疑變會降低；同樣地，當我們處於黑暗中時，我們會因為對週遭的不確定性而產生害怕。因此，「心靈」可以是一個有力的療癒者，可以創造信心；但同時它也可以是一個破壞者，讓我們不堪一擊。在本章中，我們將嘗試為讀者介紹關於如何創造一個「知性的環境」，以及其在人類療癒過程中所扮演的角色。

知識（knowledge）與理解（understanding）在人類的療癒過程中是最基本的，因為知識可以讓我們警惕，進而有能力來作反應。我們也常常害怕知覺到自身的健康狀況，包括對健康知識的無知所產生的害怕，以及害怕知道自己已罹患某一疾病的事實。我們常常害怕必須接受人生中所必須要接受的事實，當然，知識常常在我們人生的旅程上提供一個正面多於負面的驅動力。

在健康與照護的過程中，「知識」可以從兩方面來幫助我們了解自身的需要。第一，我們可以藉由我們的五官來感受到我們所處的環境，如前面第五章所述；第二，我們可以藉由認知與經驗來適應所處的環境，使我們身體功能慢慢漸入佳境。一般來說，感覺（perception）與認知（cognition）是很難做一清楚的區分，因為那是使我們身體與心靈緊密相接的元素，尤其是身處在複雜的醫療環境下，我們更需要同時依賴身體與心靈的互動。當然，感覺常常會左右人類的身體與心靈感受。

藉由感覺，我們的五官會幫助我們來檢視所處的醫院環境，如找尋訪客電梯；而找到電梯之後，我們也會開始思索搭乘該電梯是否能夠到達加護病房去探望爹地。當然我們除了會嘗試找尋訪客電梯外，在此之前，我們也可能會試著詢問服務台的人員來得知加護病房是位於該醫院的四樓。

在最基本面，病患需要獲得他們所需要的訊息，但是必須注意，每個人所需要的資訊量多寡是不一定的。有些人希望得到所有詳細的資訊；而有些人卻會因為獲得過多的訊息而感到壓迫感。舉例來說，有些人需要詳盡的訊息來減輕心中的壓力；而另一些人則對於過多的訊息而感到害怕，希望他人來一起分擔。

一位實習醫師曾與旁人分享她的執業經驗。該位實習醫師指出，一位病患與其主治醫師討論過病情的醫療處置之後，該病患感到相當地不悅，因為該病患認為該主治醫師並沒有善盡職責來告知該名病患所有可能的治療方式，而只是直接告訴該病患「唯一」的治療方法；但是相反地，當醫師與另一病患針對病情提供一些可選擇的醫療處置方案時，病患反而覺得相當地不安。因此，該實習醫師指出，通常病患對於他們自身想要知道的訊息量常常存在很大的差異，不同的病患對於自身是否有意願來參與自身醫療處置決策是有很大差別的。

成功的醫療照護系統之例

對於所有的醫療院所，不管是小型的診所、醫師診間，甚至是大型的醫學中心，「知識」（即資訊）應該要很容易地被使用者取得，換句話說，服務台與圖書室（館）是相當重要的單位，而這些單位必須要便於使用、可近性高，而且要能夠吸引人們去使用，當然，這些單位也必須是適用性高，並且符合人性。舉例來說，對於小型醫療院所來說，病患應該可以藉由收聽廣播，來了解與其健康有關的訊息；而在大型醫療院所中，醫療業者可以提供病患來使用圖書館，包括書籍、期刊、視聽媒體等資源。

我們最近剛剛完成一項專案，該專案係針對位於維吉尼亞州的羅京漢紀念醫院（Rockingham Memorial Hospital）。我們在洛克漢紀念醫院的短期看護中心（Short Stay Center）裡的女性分棟病房中，嘗試設立一座健康圖書館，以及一座小型的資源中心。我們在女性病房中所建構的健康圖書館，正好位於病房中的中心位置，所以從中庭便可以看見該圖書館，而穿過圖書館區才能夠到達電梯搭乘處；除此之外，在停車場也可以望見該座圖書館，而穿越圖書館才可以到達餐廳及會議室。即使圖書區關閉時，電腦設備是隨時可供使用的。整個圖書館的玻璃牆、光線及地板等裝飾燈，都會吸引人們去使用它。除了圖書館，洛克漢醫院也藉由設置資源中心來提供女性病患的需要。舉例來說，小型資源中心位於產房樓層，內有圓形、暖色系的木質書架、裝飾品、藝術品、舒服座椅，以及爐火。女性病患非常喜歡來這裡聚會、上課、諮詢，以及瀏覽她們所需的資訊。因此，這樣的設計可以滿足消費者對健康知識的需求。

知識與教育的提供必須要符合病患自身的需求，尤其是在病患的教育方面，必須要同時考慮病患所必須要知道的知識，以及病患想要學習的訊息。對於病患來說，不同階段的病程在不同的階段對知識的需求是有所不同的，醫療業者必須要知道病患需要什麼樣的訊息，並且讓病患在接受這些資訊時不會感到壓力。再者，醫療業者必須要了解病患的文化、年紀、語言、溝通技巧以及健康信念等等。另外，病患與其家屬會希望了解所罹患的疾病之未來的走向，以及罹患疾病後將會如何地影響他們的生活，當然，他們最想要知道是如何來完全恢復健康。因此，病患的教育是一種雙向互動的過程，而非一種單向的溝通或訊息傳遞（Ellers, 2002）。

病患與其家屬的教育活動已經被證實與病患療癒有著相當重要的關係。病患越了解自身的治療計畫時，則病患的再入院率會降低，而病患也較能夠善用醫療資源。一項成功的照護計畫，稱為「Plantee」，此係為以病患為核心的照護計畫，其宗旨在於提供高品質的病患教育、自我照護，以及家庭照護。這個計畫的名字意念主要來自於無花果樹（sycamore tree），因為當初希波克拉底就是在無花果樹下教導他的學生的。在「Plantee」計畫中，到處充滿著慈悲、舒適、美學、高貴、知識共享，以及資訊取得自由度等等的精神。「Plantee」計畫起源於加州聖周思（San Jose）病患照護單位，至今全美已經有多處照護單位開始仿效。直至今日，像康乃狄克州中 Danbury 城市的葛瑞富醫院（Griff Hospital）已經全院執行這個改造計畫。

在「Plantee」計畫中，病患必須對自身的治療與健康負起相當的責任，換句話說，病患必須要與醫師進行討論，並自己決定自己想要的治療方式。舉例來說，病人了解自己的用藥狀況，並且可以閱讀自己的病歷資料。Weber（1992）曾說，「Plantee」計畫在病患照護品質、護理滿意度、病患滿意度等方面都有十足的改善，甚至病患對於身體舒適方面亦有改善。

成功的病患教育中心須具備的特質

在我的專業生涯中，我發現病患教育中心要成功，通常需要具備以下的特性：

- **容易取得資訊與資源**：在學習中心裡，提供高品質的教育教材，且這些教材要容易使用及便於取得的。圖書管理員必須要歡愉地來協助訪客使用並閱讀這些教育教材。
- **吸引人的**：學習中心必須能夠吸引人們，舉例來說，我們常常會因為賣場中的一些展示區中，那些引人注目的物品展示，來進入賣場參觀及選購。同樣的道理也適用於病患及其家屬。再者，學習空間必須是讓使用者舒適與愉悅，不能夠太過於死板及單調，舉例來說，高級咖啡館或是網路咖啡館就是個例子，一般來說，即使是一個充滿恐懼的人，都會想要到咖啡館或網路咖啡館中來喝杯咖啡，或是研究醫學論文。
- **充滿趣味及令人投入的**：學習應該是充滿趣味的，即使是要學習與健康有關的知識時，也可以將學習過程變得具趣味性。我們以佛州迪斯奈樂園中的「健康生命樓閣（Healthy Life Pavilion）」為例，利用錄影帶、騎乘設備、劇場、互動活動以及個人化健康圖示，以及展示版等方式，都可以來提供與人體有關的健康資訊，如人體的免疫系統、腦部構造、健康的生活習慣，以及新生兒的形成等等教育知識。

- **可見性高的位置**：學習中心必須要有特定的位置，不應該只是被隱藏於醫院中的某一小角落，或甚至很困難去發現這個可以學習的區塊空間。一般來說，學習區域必須要位於公共區域中的明顯位置，讓所有使用者都可以容易發現。通常如果學習區域可近性高而且便於使用的話，那麼病患及其家屬在面對醫療建築硬體設備時，便可以較為不緊張，而且可以較為容易融入醫療空間中。通常落地玻璃的設計可以讓路過訪客或病患容易地觀見學習區域內部的使用者，如此便可以吸引更多的使用者。
- **互動性**：互動式學習已經越來越走向個人化趨勢了。一般來說，健康掃描、自我描繪，以及家庭／團體式的學習方式通常較吸引人們。位於伊利諾州的伊士戴城市（Hinsdale）裡的綜合性健康中心，則係利用跨專業團隊來提供人們各方面的健康需求，包括心靈諮詢、情緒管理、疾病預防等等。病患可以參加會議，並且嘗試描述自身的健康狀況與進展，藉此改善病患的療癒狀況。
- **健康生活館（中心）**：健康生活館主要係提供與健康有關的訊息，而不是只針對特定病痛或疾病的資訊。除了錄影帶教學以及文獻檢索外，健康生活館通常可以提供健康相關的課程，包括健康飲食烹煮、戒菸、運動健身、有氧舞蹈以及用藥常識等等。
- **技巧訓練**：現今的健康學習中心並不是一個安靜的小角落，也不是一個需要得到允許才能進入的會員專區。消費者通常需要的不只是白紙黑字的書面資料，有時候他（她）們需要學習實際的運作技巧，包括接生、心肺復甦術，以及居家照顧技巧等等。
- **文化敏感性**：健康學習館必須針對個人來提供適當的訊息。資訊的傳遞必須要使用適當的語言。國家健康局最近補助一項計畫，主要係針對西班牙語系族群來建構一專屬診所。該診所主要治療西語系人們的特定疾病。我們將該診所模式帶入其他特定疾病流行的社區，研究與醫療結果都顯示對該些社區民眾皆有正面的影響。

- **便利的接觸時間**：假如想要提供消費者一些健康資訊，那麼必須要知道消費者是如何獲得及使用資訊。一般來說，在下班時間後仍能提供病患所需的資訊是相當重要的。
- **教學輔助器具**：學習必須要容易使人投入，「便利街道（easy street）」物理復健計畫是最有名的例子，該計畫係由 David Guynes 所發明的。現在美國有很多復健中心都用這個名稱及設計。「便利街道」主要模擬當地鄰里街道的街景，有自動提款機的銀行，也有推車、走道、罐頭等的超級市場。這些真實的模擬景象可以協助病患來學習真實世界中所必須具備的生活技能，而這些模擬教學環境可以提供病患愉悅、實用的學習空間。
- **食物及社交**：古時有一句成語「餵它們，它們就會過來」，而這句成語到現在還是適用的。食物與社交可以吸引人們，因此學習區域應該提供點心。食物與飲料亦可以融入課程中，比如說烹飪課。

知識可以作為身體最佳的防禦工具

Marie Montessori 所設計的教育計畫是一個令人注目的教育計畫，主要呈現一個讓人了解醫療環境的方法。Montessori 以她的「孩童教育計畫」著稱（Lillard, 1992），該教育計畫的目的在於發展全人的教育，包括融入環境、時間、地點以及文化。Montessori 著重於了解人類在各種不同的處境下所展現出的行為及需求，她指出，人們常常缺乏動物生存所具備的基本本能。Lillard（1992）總結 Montessori 的研究指出，人類的才智使得人們可以發現真實，因此可以善用環境，包括從北極到沙漠。在醫療環境中的病患及訪客也是面對相似的情況。

了解醫療環境在醫療病患療癒過程是很重要的，因為了解狀況可以降低壓力，使得身體較易復原；而缺乏認知將會造成恐懼。Jason Gaes在小的時候曾經在梅堯（Mayo）機構的癌症病房中接受治療。在1991年時，他出版了一本名為「給癌症孩童的一本書」的書中指出當初他在孩童時罹病時的恐懼。他說，「很多給癌症孩童的書中結局總是死亡，但是我只是想要告訴這些癌症孩童——癌症並不一定會走向死亡。如果你得到癌症，不要害怕，因為很多人都可以康復、成長……。如果你害怕的話，那麼恐懼便會是你身上癌症的一部分，那會使得你更加覺得不舒服，也會胃痛，那會使得你更加恐懼了。」

Jason在書中敘述了各式各樣的癌症治療方式，包括放射線治療及化學治療，其實並不如想像中那麼可怕。Jason 做到了我們所說的重點，就是藉由「描述」來使得孩童們更加了解自己的狀況，並可以不畏懼地邁向他們的健康旅程。

以消費者為核心的業者們也致力於將「知識」作為療癒的催化劑。舉例來說，人類醫療學會（People's Medical Society）出版了很多消費者可以使用的醫療書籍，在書中提供消費者有關醫療的經驗。舉例來說，「帶著這本書一起到醫院去——住院生存手則」一書中指出，沒有一個人可以代表你來指出你的真正需求，而醫院所提供的知識訊息可以協助消費者建立起最佳的防禦能力（Inlander & Weiner, 1997）。

尋路（Wayfinding）是一種解答

病患及其家屬總想要盡最大能力去放鬆及接受治療，但是這也必須要找出他們所在環境，那些可以讓他們理解以及舒適的元素。我們必須要對環境有點感覺，包括我們必須要知道我們在哪裡，必須要知道如何找到目的地，以及要知道如何發現回家的路。那我們如何在一個複雜、令人混淆的醫療機構中，去創造一個令人可理解的環境呢？當然，視覺就可以提供一個線索。但是不幸的是，大部分的醫院係由多個複雜區域、迴廊系統所組成，有著複雜的轉彎、迴轉，以及讓人難以理解的指標所構成，而我們常常會發現這些外在景物通常沒有一致性。對於一個迫切需要醫療照護的病患來說，這種環境實在會令他們產生相當大的壓力及挫折感。

一般來說，人們會透過四種方式來接收訊息及了解其週遭的空間狀況：

- 按圖索驥，即利用地圖及書面的指示說明，
- 口頭溝通，即一人向另一人尋問方向，
- 視覺輔助，如利用指標、顏色及明顯的圖樣，
- 行動。

創造一個可令人理解的環境，必須要不斷地重複利用上述四種方法來提供病患及訪客來發現他們想要找尋的空間位置。這些關於人們在環境中行走、摸索的過程就稱為「尋路（wayfinding）」，而療癒環境通常必須要確保這樣的摸索過程具備清楚性及可近性。

按圖索驥的方式在於利用解讀地圖的能力來找出所尋找的位置。要成功地找到目的地則必須要依賴五種因素，包括知道你在哪裡、知道你的目的地、知道哪一條路徑可以到達目的地、知道如何跟著路徑走，以及知道何時可以到達目的地。一般來說，在一家好的醫療院所中，「尋路」的設計必須要使得病患及訪客以最小的壓力來融入環境中。

病患與訪客在邁入一家醫療院所時，通常他們會帶著之前所擁有的記憶與經驗。舉例來說，病患與訪客會看著習慣的物景，然後仔細評估，再嘗試著去了解整體環境的空間位置。另外，病患與訪客也會帶著他們過去的經驗，去查看指標，地圖、路標以及其它可以讓他們更加了解該環境的指標。接著他們也會檢視所有可能到達目的地的方式，找出可以到目的地的最佳方法。

找到目的地並不是唯一解決醫療機構「尋路」問題的重點。對於訪客在到達目的地之前，他們可能不知道要花多久時間才能到達。通常病患及訪客必須要親自走一次時才能真正估算出所需時間；然而，

沒有人希望遲到，也沒有人希望做不必要的等候。因此為了降低這種對於到達目的地時間的不確定性所產生的壓力感，一個醫療環境必須要提供適當的訊息來告訴病患或訪客有關於到達目的地所需要的時間。

不幸地，大多數的醫療院所並無法提供病患及訪客到達目的地的詳細訊息。一位建築師曾經告訴我——因為醫療院所並不是為消費者設計的，而是為醫療流程所設計的，因此這可能是為什麼醫療院所在病患「尋路」上總是會產生相當大的壓力。對於一個偶爾進入醫院的人來說，出入口、空中橋廊／走廊、迴廊，以及電梯搭乘處等等，都是相當令人混淆的，尤其是迴廊設計幾乎不符合矩陣規劃，如都市市容規劃的藍圖。事實上，最近幾乎沒有什麼醫療院所是符合「尋路」的規劃原則的。

一般來說，醫院是由多棟建築物所組成的，但是通常一家醫院都是始於簡單、單一入口、單一長廊，以及單一電梯的建築物。但是隨著規模增大，通常建築物會漸趨複雜，也因此常常會將主要通道複雜化，這是因為當空間必須要擴建時，便需要規劃出新的通道、新的入口、新的電梯、新的通路等等，因此建築物便開始變得密集、迴廊變得迂迴，而路標也越來越不明顯了。在這時候，通常會需要再建立一個標示（signage）系統，但是通常也是無濟於事，因為訪客還是常常會迷失方向。

當然，一切還是有得救的。我相信我們還是可以找到一些方法來改善醫療機構的環境。其實，醫院的「尋路」設計模式與機場的設計原理是相似的。當一機場有越多的飛機航線及登機門時，則機場便會顯得複雜，就有如醫院一般。一般來說，旅客通常不太熟悉機場內部的架構，也常常會找得筋疲力盡。所以說，一座機場中，優良的「尋路」設計主要在於利用「漸進式揭露（progressive disclosure）」的功能，此功能在於僅提供「足夠的」訊息來提供通行者做下一個決策點。舉例來說，機場的路線指引在機場內適時地提供出口處，但是一旦出了機場，指標即開始顯示停車場位置及旅客乘車處；而機場不會在高速道路上就標示出關於機場停車場的訊息。

醫院很少利用機場的設計模式來規劃，而常在不適當的地方來提供過多的訊息。醫院的路徑指標應該要學習機場的設計原理來設計指標，以便讓醫院訪客容易地發現目的地。舉例來說，如果你在高速公路上行駛，知道某一交流道係為一醫院最近的出口，則出了該交流道後，路標應該要繼續指引你如何到達該醫院。這種「漸進性揭露」法可以幫助訪客到達想到的建築物、停車場或病患乘車處等定點；但是一旦到達某一特定點時，則應該要針對下一個叉路點再進行決策指示，而指示內每一次最好不要提供超過三種以上的替選方案。一個好的「尋路」系統必須要同時考慮人類的認知能力、感覺與行為模式，如此才能在複雜的醫療機構環境結構下提供一個搜尋目的地的方法。

建構成功尋路系統的要素

尋路系統
外部環境
圖象
信號
設計
內部
設計
建築景觀
總體設計

尋路系統

外部環境設計	內部設計	圖像與信號	建築與景觀	總體設計
◆短程來回客車	◆顏色／色彩	◆商標	◆園區用語	◆分區
◆停車場	◆材質	◆符號	◆地標	◆擴展
◆服務台	◆光線	◆指示	◆前門	◆運行、溝通系統
◆標竿、標尺	◆細部	◆資料系統	◆交通流量（流向）	
	◆樣式		◆路徑	

一個好的「尋路」系統須具備的元素

根據使用者所選擇的路徑，每一棟建築物都有一個自然的循環模式。一個好的「尋路」系統包括很多元素，包括：

- 機構總體設計（facility master plan）：機構總體及點設計（facility master and site plan）係於固定的基面上，來建立一個「尋路」系統。一個好的設計必須要考慮到一家機構可能的成長及擴充，這樣對於未來機構如果要擴充時，「尋路」系統才能夠繼續適用。一個總體設計必須可以指出訪客如何出入「未來」的建築物、找到「新」的電梯、以及建築物間彼此如何銜接。簡言之，機構總體設計必須要建立好的循環路徑。
- 建築結構：建築物的結構與使用便利性是息息相關的。舉例來說，在迴廊上設計窗戶，可以讓訪客具較佳的方向性。基本的建築結構元素包括入口處清楚明辨、通道清楚、顯見的電梯，以及利用路標來幫助訪客進行視覺所驥。
- 室內設計：內部設計可以配合建築物的結構來加強「尋路」系統的功能，包括利用顏色、材質、亮度等來調和及輔助。舉例來說，內部磨光材質可以將訪客的通道與員工通道作一區分；利用各式各樣的調色來搭配部門或地板可以協助訪客找到目的地。除此之外，有時候打亮的光線可以讓信號更加明顯可見，能夠協助訪客增加方向感。
- 信號：信號係為一種文字訊息。信號可在室內設計上來增加「尋路」系統的完美性。在醫療機構中，信號可以提供四種訊息，第一、何處可以提供協助，或是營業開放時間；第二、方向性，舉例來說，要到放射線部則左轉；第三、區域性，舉例來說，「這裡是腫瘤科」；第四、狀態，舉例來說，「放射線照射正在使用中」。

- **建築規劃**：一個完善的「尋路」系統在整體建築功能、人潮動向、儀器設備等等的硬體建築規劃時便必須同時考慮。好的建築物必須能夠方便訪客容易發現通道，以及便於行走。
- **圖像**：圖像對於建立一個完善的「尋路」系統是很重要的。有句諺語常說——圖像常可以勝過千言萬語，而這對於「尋路」系統來說是很真實的。使用「符號」可以用來強化並重複強調信號所傳達的訊息，尤其對於不識字的人來說，這樣的協助是相當重要的。舉例來說，全世界的學齡前孩童應該都知道「禁止進入」、「廁所」等等的圖像符號，另外，如「電話」、「自動櫃員機」、「轉接站」等等的符號也是相當常見的。圖像可以協助訪客找到有時候難以啟齒詢問的目的地。

「尋路」圖像在一機構中應該注意其呈現的一致性。常見的是將院徽也一起呈現在圖像中。另外，院徽也常見於信號、文字刊物以及員工的手臂徽章上。如此才能讓訪客知道所有的訊息皆是適用於同一機構的。另外，字母應該要容易辨認閱讀才行。

- **地圖**：地圖是「尋路」主要的工具。對於一個清晰的圖像來說，應該要包括機構的名稱、主要位置、南北方向指示，以及現在所在的位置等等訊息。地圖對於員工來說是相當有用的，因為員工可以按圖索驥來為訪客找到出路。地圖應該在一機構中的每一個出入口張貼。
- **機構舒適度**：機構舒適度係指在一機構中所有可以讓「尋路」變得更可近、更容易的方法。當然最棒的方法就是員工協助訪客來找到目的地。對訪客來說，詢問機構中的員工關於所欲尋找的位置是很自然且舒服的，而且訪客可以從穿著或手臂上的標識來發現員工並提出疑問。當然員工最好能夠及時發現找不到出路的訪客並主動提供協助。

服務台的員工如果面帶笑容的話，會使訪客覺得親切而且賓至如歸。有些機構會提供代客停車服務，這樣病患及訪客會更容易找到機構的前門或主要的出入口。另外，機構專屬的巴士也可以在不同處的停車定點接送病患及訪客，這也可以降低病患與訪客就醫的壓力感。

訪客服務中心就如同一旅館大廳中的櫃檯一樣，能夠接見訪客並且提供各種服務，而最重要的是訪客服務中心可以接受病患與訪客的詢問。一般來說，訪客服務中心可以簡介機構中服務、動線、部門位置、洗手間以及餐廳的位置。通常訪客服務中心的位置必須要位於建築中心位置，最好是當訪客進入機構時便可以一眼瞧見。當然，在訪客服務中心的員工與訪客中心的地點一樣重要，員工必須要能夠將該機構的所有環境瞭若指掌，並且可以給訪客最清楚、正確的方向。另外，員工必須要愉悅與面帶微笑地迎接訪客，並且在對談過程中盡力協助。當員工面帶微笑與愉悅地與訪客對談時，便能夠降低訪客的恐懼與焦慮感。

結語

一個不完善的「尋路」系統會增加一個機構的成本，包括時間與金錢的成本。Carpman & Grant （2001）曾指出，「當喪失知覺方向感與設計間的關係時，則『尋路』問題會在醫療照護環境中付出相當的成本代價。」當一個不完善的「尋路」系統造成病患的壓力時，會使病患產生不安全感、高血壓、頭痛、高肌肉張力，以及疲憊。再者，訪客可能因為找不到地方而喪失病患探訪的時間。因此，好的「尋路」系統可以創造一個病患與訪客知性的環境，當然這是一個療癒環境所必備的。

檢查表

在實際的經驗中，我發現以下的元素是創造一個「知性環境」所必須要注意的事項：

- 利用「漸進式揭露」模式。
- 所有停車場、建築物、出入口處都必須要標示清楚。
- 所用的圖像、顏色與院徽要一致。
- 準備淺顯易懂的隨身攜帶式地圖，在大廳也必須要有指示圖。
- 建構一個專屬於機構的「尋路」系統。
- 利用環境中的路標作為指引的基礎。
- 迴廊走道裝設窗戶，以方便了解人們外面的景物方向。
- 提供乘客在主要出入口處上下車之服務。
- 提供代客停車的服務。
- 提供便利的停車場。
- 清楚地標示殘障人士可以使用的停車場或使用空間。
- 對於主要重點區域建立通暢的路徑指示。
- 訓練員工了解機構內所有通道與位置。
- 成立高品質、顯而易見的訪客諮詢服務台。
- 建立容易辨識的房間／空間編號系統。
- 用一致的語言文字來表達所有位置。
- 利用符號、插畫來協助有語言障礙者。
- 提供清楚的、正確的、一致的信號，並善加利用對比效果與可見性。
- 所有的信號呈現處的光線要充足。
- 方便提供病患教育知識。
- 學習區域（中心）要有延長的工作小時、高度可見性，以及友善親切的員工。
- 訪客或員工（或臨床）用的電梯要分開。
- 在等候區設置時鐘。
- 在急診區、等候區、出入口及用餐區提供電話服務。
- 清楚地標示餐廳及洗手間的位置。
- 對於有需要的訪客提供指引手冊以及輪椅。

- 避免旋繞式的迴廊。
- 迴廊上避免堆放雜物。
- 提供各式各樣知識性的協助服務。

每一位訪客進入醫療院所時對知的需求是不同的，因此我們必須要考慮到每個人的不同需求。舉例來說，一些訪客也許是第一次到醫院，或是第一次有健康方面的問題，所以並不了解醫療院所與外面的百貨公司、機場等的動線安排是有所不同的。對於這些人來說，醫院就像是個未知的國度，完全沒有經驗，也很陌生。

舉例來說，我的96歲祖父有疝氣，需要動一個小手術。該醫院給我的祖父相當詳盡的術前檢查，使得祖父以為他自己得了嚴重的癌症；因為祖父認為沒有醫院會為進行小手術的病患進行如此詳盡的檢查或檢驗。所以祖父無法體會醫院的這些舉動。

對於一些病患來說，他們習慣忽略一些訊息，因為他們並不想要知道他們漏知了什麼，因為他們害怕知道了結果會更加害怕。這些病患只想要知道醫師告訴他們的訊息，除此之外的訊息他們並不想要去問或是去了解；當然也有些病患不想讓別人覺得自己對某些事物一無所知，也怕醫療人員會說他們不懂，所以通常這樣的病患也不會問問題或查閱資料。

另有一些病患在進入醫療院所時對於一切事務是全然無知的，但是他們不希望永遠是這樣的，所以他們會主動找答案。他們可能會去了解疾病知識、找一張地圖，以及主動規劃整個探訪過程。他們會主動地得到資訊來成為醫療消費的主導者。他們找尋答案及了解不同的選擇。這類的病患希望處理就醫經驗與了解自身的病痛。

一個療癒的環境必須具備處理病患知識的技巧。William Spear 是一位癌末病患的諮商顧問，他指出醫院的病患在溝通方面的九種情緒層次：

- 層次九：病患內心平靜，安靜、沉默。
- 層次八：病患無所求，但是仍有事情牽掛。
- 層次七：病患看起來有目標的、滿意的、快樂的。
- 層次六：病患顯現出自發性、投入感及自我依賴的。
- 層次五：病患看起來自信及以自我為中心，有幽默感及諷刺感。
- 層次四：病患展現出冷靜、眼前性的、嚴肅的，以及有評估力的。
- 層次三：病患似乎感到無聊、混淆以及挫折。
- 層次二：病患顯出害怕、驚惶以及混亂。
- 層次一：病患完全無助。

對於癌末的病患來說，如何為其訪客設計一套探訪的環境是相當重要的關鍵，尤其是對於癌末病患的心智感受是屬於層次五到九的病患。對於屬於層次五到九的癌末病患來說，他們情緒通常是穩定的，在心智上能夠主動地去處理與自己病痛相關的訊息以及醫療環境的狀況。但是當病患的情緒崩潰時，換句話說，癌末病患屬於第一到第四層次時，此時所謂的理性與心智思維便變得不太可能，因此在這時候，病患需要的是舒適、同情、愛與精神上的支持，此時富情感的環境能夠支持此時病患情緒的需要，並且協助病患狀況往高層次的狀態發展，來主動參與並了解自身週遭的狀況。知識是一種力量，並且需要附加在病患身上，由病患自己來展現力量。

chapter

7

心智——賦權環境設計

在很久以前，

醫學研究者可能已經發現在人類的腦中，

存在一種會自動地維持生命機能、

保衛身體免於病痛與疾病的元素。

知識傳承，使得醫學的藝術與水準將被提升到最高峰。

——Norman Cousins

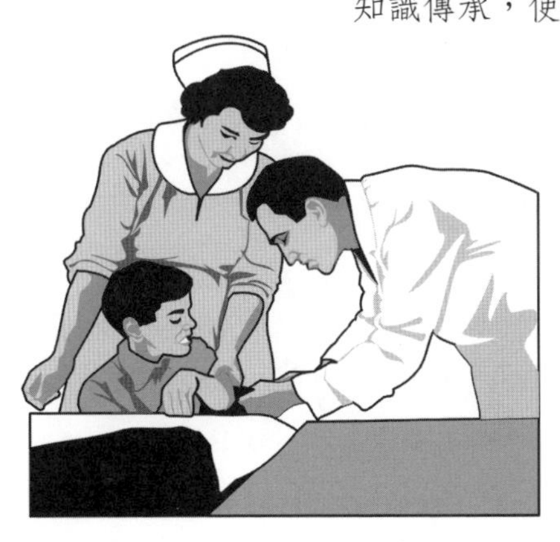

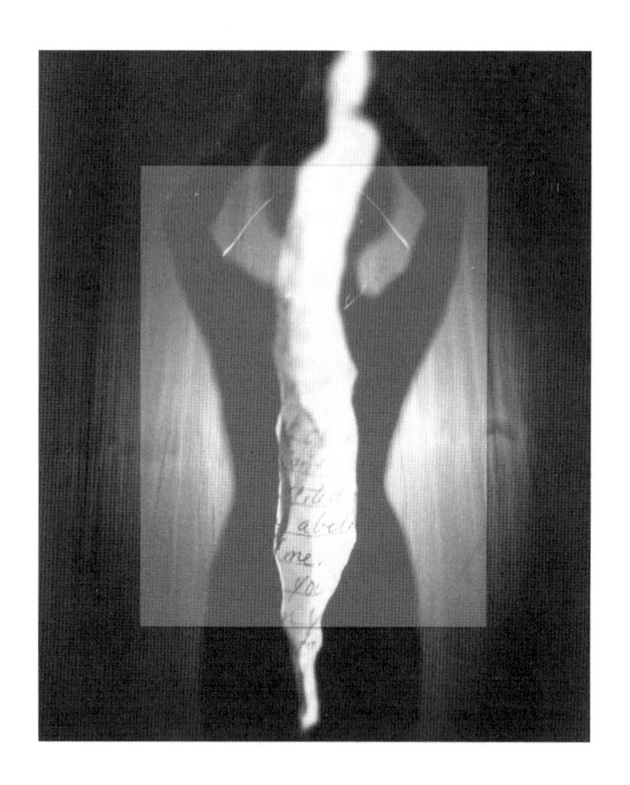

如同我們在前一章節所提，知識就是力量，知識賦予我們力量。賦權（empowerment）一詞難用文字敘述，但是對一個療癒的環境來說卻扮演相當重要的角色。賦權使我們對於健康的信念，從傳統的醫療活動轉移到病患自身，甚至健康應該來自於病患對自身的權力施展。賦權增加人們主動地從心智開始對自身身體功能的認識，並投入療癒的過程。

心智上的賦權需要人類信念的支持。幾乎所有的病患都會尋求解除自身病痛的方法，而我們的信念系統便是連接心靈與身體的橋樑，我們的信念與期待影響我們病痛療癒結果甚鉅。醫療行為與療癒結果與人類的社會、經濟、宗教等方面的信念是有緊密關係的，當然這也是與文化有關的。在西方的文化裡，我們利用很多數據與測量來判斷我們的身體是否健康，以及判斷治療是否成功。舉例來說，我們量血壓、測血氧值、測血糖、秤體重、量身高等等，並且我們會將數據資料與其他同年齡或性別的人們去做比較。換句話說，我們利用數據來確認我們的健康狀態。檢驗與診斷等等是我們現代醫學常用的方法，醫師只要看到這些數據便可以知道我們是否生病了，而並不需要看病患的臉色狀況。

賦權在人類身體療癒過程中扮演著相當基本的角色。很多文化及西方社會認同心靈與身體間的關係，而Descartes是首位提出身體與心靈的治療應該是分開觀念的人士。Descartes 認為治療身體不需要心靈功能運作的正常，而現代醫學也常將身體視為機器般，現今的醫學治療也以身體療癒為主要重點（Benson，第 67 頁）。

壓力是賦權最大的威脅之一，並且左右了病患康復結果成功與失敗的關鍵因素。療癒環境必須要以降低病患壓力的方式來設計，因為賦權對病患在療癒過程是相當重要的。身體精神醫學先驅 Dr. Hams Selye，是首位發現精神壓力在療癒環境中重要角色的人士，首先提出壓力在身體與心靈間的關係，並說明壓力有如人體內耗損者。「心靈如同治療師也如殺戮者（Mind as Healer, Mind as Slayer）」一書的作者—

—Kenneth Pelletier 指出，壓力其實與生命體是合為一體的，可以幫助人體有效地適應外在的環境。

Dr. Deepak Chopra 在「創造健康（Creating Health）」一書中的第 58 頁裡，提醒了我們一個很重要的觀念，也就是我們常常深信壓力是由外在產生，如噪音、混亂；但是實際上，壓力是由我們對事件的一種感受。壓力其實是我們體內反應系統的一部分。這樣的論點對於我們之後的討論是相當重要的。假如壓力的來源不是來自於外，而是來自於我們對於事件的感受，那麼我們應該具備某些能力來控制我們的反應。Chopra 解釋腎上腺素在壓力下會被分泌出來，而事實也證明當人們被安排進行外科手術時，腎上腺素便會增加。這個研究結果的價值不是在於進行外科手術本身會令腎上腺素量增加，而是要進行外科手術此事件可以預期出人體內的腎上腺素會增加。

對於病患進行療癒的環境中，有很多因素會造成病患的壓力，包括雜物、髒亂、毒物、色彩、電磁波、化學廢棄物，甚至是不健康的飲食等等，皆會造成人體的傷害，並且威脅到我們的健康。我們的環境就是我們自己的延伸，我們習慣於自己的私人處所，如我們自己的家或是工作地點，這些處所可以滿足著我們的需要。家對我們來說應該是最舒服與安全的窩，也應該是我們表達自我情感與個人領域的地方。因為我們的窩及私人的環境，與我們情感是如此地緊密結合，所以應該是盡可能的沒有任何的壓力因子存在。所以我們會清掃住家、移走令人不悅的味道、處理髒東西及穢物，並且將溫度控制於令我們可以舒服的狀態。我們對於身處的環境採取主動角色來符合我們的需要，並且讓自己舒服。所以家應該是我們調習的地方，是一個讓我們免於壓力的地方。

對於廣大環境的壓力因子，如工作地方、社區或公共場所等地方所存在的壓力因子是很難去控制的，而這些負面的壓力會漸漸累積並且危害我們身體的健康。以我的經驗來說，環境可造成人們心中六種層次感受，大至世界，小到自身私密的空間。而這些環境空間與我們越貼近時，則對我們的健康影響越大。

層次一：我們的皮膚、臉、手、腳以及最親密的身體，即是屬於我們最個人私密的部分。我們常常聽到一句俗語說「being comfortable in your skin」，這是說明「舒服來自於我們身體內」。身體是一個我們最被付予力量的地方，我們只對我們所愛的人擁抱或親吻，我們在對方友善地邀請時來伸出我們的手，我們只讓一些人們可以碰觸我們的身體。

層次二：衣服是第二個最接近我們身體的層次，而我們通常可以控制這個層次，就如我們可以選擇喜歡且令我們舒服的顏色、布料等等，而這些都可以屬於世界的一部分。

層次三：第三層次的環境是為我們身體可以碰觸週遭物體的空間，就如我們可以用我們的身體碰觸椅子、床或是辦公桌，我們對於該層次的環境也握有主控權，因為我們可以選擇我們自己喜歡的床，也可以選擇我們喜歡的椅子來蜷起身體並盡情地放鬆。

層次四：第四個層次是家。這個層次的環境是我們可以邀請別人來進入的，也是我們與家人共享的地方。因為家是與人共享的地方，所以當然我們也開始慢慢地看到壓力存在，並且慢慢地喪失我們完全的主控、主導權。舉例來說，燈光可能太微弱以至於無法工作、家人可能太雜亂無章，或是我們自己以我們自己的方式擺置了一大堆雜物。

層次五：工作處所是第五層次的環境，我們常常覺得越來越無法控制的地方。在這個層次我們遇到更多的壓力因子，如辦公室雜物、噪音、燈光以及科技產品。

層次六：最後一個層次是我們所居住的社區。在這個層次中，我們發現自己幾乎無法控制我們所處的環境。

當我們越能夠控制環境時，那麼我們便越不容易受到環境所加諸於我們身上的壓力，除了自己親密的身體之外，我們已經開始將自己暴露於壓力因子之中。但是我們並不需要將自己與外界做一隔絕來遠離壓力；相反地，我們可以主動地參與並決定我們所要的環境，不管是最切身的環境或是廣大的社區。我們可以適應或是改變我們的生存空間、遠離、忽略或者是使得生存空間變得更加舒適，來降低我們的壓力，就如同蛇和它的鞘一樣，我們也與我們的生存空間形影不離。我們可以創意地利用一些資源來改變我們的空間，就像我們天冷時多穿上一件毛衣一樣的簡單，我們也可以為我們自己或家人做些改變。

但是，如果我們生病住院了，對於改變自身空間環境的控制力便會受到阻礙。住院就好像被監禁一樣，我們的名字變成為病歷號碼，我們穿著的衣服需要被換上病患服，而我們的行動自由也嚴重地受到限制。我們不太能夠去調整我們病房的溫度，不能打開窗子，不能到戶外走走，也常常無法選擇我們想吃的食物。在醫院裡，我們基本上喪失了對所處環境的控制能力，我們沒有被賦予權力。

當然其他可能影響病患權力的一個原因來自於病患自身的健康狀態。一個能行動自如來看門診的病患當然有很大的權力來掌握他的環境，但是有時候門診（診所）的環境對病患來說也是壓力重重的。舉例來說，診間中小孩的哭鬧聲，或是診間人潮擁擠等等。當一個病患對自身感到無能為力時，則他的賦權狀態便會減弱。舉例來說，在住院時，被侷限於一張病床或是護理站時，環境壓力便會隨之而來，在這種情況下，病患通常對於所處環境並無掌控能力，就像他們無法調整溫度、光線，而除了病床之外，病患常常什麼也改變不了。

對於在加護病房中的病患來說，環境更顯得限制重重，病患能控制的環境通常只有剩下自己的切身之膚了。整個環境通常只剩病患靠感覺、看見或聽見，如膠帶貼著呼吸管、醫療儀器附著於身體表面，還有從偵測器發出的嗶聲及閃光。對於加護病房病患來說，這種環境是最受限的。可悲的是，我們也常常處於這樣的環境。

醫療環境之中最令人不舒服的地方即是加護病房，通常病患對這裡幾乎沒有什麼舒適性及掌握力。免疫系統是我們的身體在正常的情況下，啟動來保護我們免於外在的疾病及傷害，但是壓力因子會抑制我們的免疫系統。當我們需要免疫系統來保護我們免於疾病或傷害時，限制與喪失的掌控力會使我們喪失免疫力。舉例來說，我們在一醫療院所中迷路時（此為壓力因子），會讓我們感受到壓力，繼而我們變得緊張、沮喪以及焦急，並且在心中開始出現一些疑問與想像，如「我找不到放射線科，我要遲到了！」「假如我趕不上，他們會不會取消我的檢查？」「那我星期五的手術會不會被取消掉？」這一連串的疑問便會在病患的心中浮現，最後，因身體疾病或反應是因為精神壓力所造成的反應（即身體因精神壓力所自動產生的物理反應）便會產生，而這些閃過的念頭便會造成病患的沮喪與煩躁。

Benjamine（第 15 頁）曾指出，「當身體遭受危險，則心理及身體便會開始採取必須的步驟，包括心臟與脈搏跳動增快、腎上腺素增加，我們便可以對抗外力或是盡可能快速逃跑。直至今天，這種防禦反應仍然被我們認為當遇到生理傷害的威脅時，這種短時間內所產生的反應會使我們免於傷害。但是在現今文明的時代，焦慮可能存在人們心中一段很長的時間，可能數月、數年，甚至是一整年的時間。」舉例來說，假如您的小孩長年生病，伴隨著環境壓力因子，可能會造成身體免疫系統受到嚴重的抑制。「Hans Selye 是壓力研究的先驅者。理論上，他指出人類都只擁有有限的能量撫慰我們身體與心靈的創傷。而如果我們用了太多的能量在療癒我們心中的傷，那我們便可能沒有足夠的能量再來應付我們身體的問題，如被細菌、病毒、或外來物所引起的病痛。」（Benjamine，第 15 頁）

生物回饋（biofeedback）研究學家 Barbra Brown 博士指出，任何人體內部過程皆可以被學習，且一但被學習之後，只要病患有對的工具時，便可以有所掌握。生物回饋就如同其他工具一樣，已經是現代醫學最重要的課題之一。換句話說，假如我們可以具意識地控制我們皮膚溫度及其他的自動化反應，那麼我們可以控制我們的免疫系統嗎？這些是我們可得的賦權能力，可以幫助我們加強免疫系統來發揮無窮的力量。（Brown，第 451 頁）

上述的這些例子，使得我不得不去相信，我們人類真的有能力來控制環境，並且我們可以賦予病患能力來掌控他們自己的一切。一但病患對環境能有某種程度上的掌控力時，則病患就有較多的能力來掌握他們自己的健康。我們有能力來改變及了解我們自己的態度，並且有能力可以去除壓力因子，甚或是提供正面的因子來去除精神壓力源。因此醫療環境的設計能夠幫助病患直接地降低精神壓力，並且支持療癒的過程。

下面列出一些簡單的例子來作為協助（賦權）病患降低壓力的方法：

1. 教育消費者就是賦權的一種方式，藉由提供病患、訪客相關的知識、教育以及認知。
2. 賦予病患參與其健康照護的療癒過程。
3. 鼓勵病患參與醫療處置方案之決策，並且鼓勵病患參與撰寫病歷紀錄。
4. 邀請病患參與自身的醫療處置討論。
5. 強烈的社交支持能夠協助病患作出好的決定，並且提供病患舒適及支持。賦權及鼓勵病患選擇他們自己家屬及朋友的支持。
6. 提供病患可以自行調控環境狀況，如光線、溫度。
7. 提供病患隱私與尊重。
8. 建立並鼓勵病患相互溝通，因為溝通是賦權的根本。
9. 盡可能提供病患預約處置、食物選擇、治療方案、社交支持等活動的選擇多樣性。
10. 讓病患及家屬知道他們的舒適及尊嚴是重要的。提供病患舒服的座椅以及受尊重的環境。
11. 尊重並了解病患心靈上的需要。
12. 協助病患了解醫療儀器設備的狀況。
13. 傾聽病患的需要、期望以及抱怨。對於病患用沮喪的、混淆的、脅迫的、壓倒性的、害怕的，或是感覺受困的，抑或是「覺得牆要倒塌了」等等的字眼時要特別注意，因為這些都是顯示出病患的壓力徵兆，應該給予特別的注意。

心靈與身體相連

安慰劑的效應及信念的力量在健康與療癒領域中都是屬於身心相連的例子。當然，一個人的信念也能扮演著與我們對立的角色。一個人的身、心、靈也能記得病痛及死亡，而負面的情緒可能會有胃潰瘍，甚至是心臟病加劇。

信念的力量

一個人的信念可以影響我們的健康及福祉甚鉅，並且與三種因素息息相關，第一、在病患身上必須要找到期望／希望，第二、在醫療照護者或醫師身上必須要找到期望／希望，第三、這個期望或希望必須要為病患及醫療照護者所共同擁有。

安慰劑效應

安慰劑常被視為是一種幻象，它常被視為治療的根本。在缺乏任何醫療處置的介入之下，安慰劑可能具有改變身體機能的功用。在心靈與身體的連接點，安慰劑的角色就像是一個幻象的效果。理論上，安慰劑可能是不具功能的藥品，也有可能是無效的手術過程，對於一個安慰劑來說，沒有任何成分被吸收、或進入身體。但是人類腦中的每一個思緒都會產生一種電子化學的反應，因此「思想」可以影響身體的改變。舉例來說，吃一顆被認為是有毒的藥，以及吃一顆被認為是有治療療效的藥時，在身體中會產生不同的代謝反應，而這種反應就是接受者的幻象。「安慰劑的確能夠產生療癒效果，那是因為安慰劑所產生的幻象，能夠融入並且轉譯入人體中產生生化反應，這是超過最精密的科學心智所能理解的。我們自己就是一位聰明的醫師，懂得如何讓病痛消失，讓腫瘤消退。」（Achterberg，第 84～85 頁）

安慰劑的效應超過用藥以及外科手術的功能。在療癒的環境之下，身體與心靈需要靠「心像（imagery）」來連結，而「心像」長久以來在療癒方面即扮演重要的角色。這種思考的過程激起視覺感受來與感覺、情緒、身體的機制去溝通。心像是一種最強大、最古老、最為所知的療癒資源之一，它可以以粗淺的或深入的角度來密切地影響我們的身體。「心像」被使用來治療癌症以及其他疾病。舉例來說，病患可能被要求去冥想一些事情，如同以電動玩具上吃人玩偶把癌症腫瘤吃掉。生化回饋是另一種利用心像在醫療過程中的方法之一，我們能夠在醫療機構中利用心像技巧來產生支持性的療癒環境。

在療癒過程中使用心像技巧

支持病患的想像力，並設計一個病患可以想像的空間，是協助病患在療癒過程中一個重要的因素。「在所有療癒過程中，心像不只是一個自然相伴隨物而已，而且也是醫療照護者與病患間互動的關鍵因素（Achterberg，第 3 頁）」。「心像治療（Imagery in Healing）」一書的作者 Jeanne Achterberg 指出，心像的過程就如同藉由身體中的感受，在心中產生內部圖形來喚醒自身。舉例來說，當喉頭搔癢時，可能會在心中產生喉頭紅腫的影像。而當我們了解我們的生物體內狀況時，我們在產生心像時便較能夠產生較正確的影像。當然我們可能也使用訊息去放大搔癢來源的狀況。幫助診斷與療癒，我們必須要在環境設計中融入視覺的想像。

設計者可以使用自然療法（是一種治療，係利用視覺或心像引導來導正健康），將心像融入於治療環境中。病患利用這種方法來了解狀況，並被引導去想像或是做身體各部位的心靈接觸。然後病患再被要求去集中他們的注意力在他們的需要上。自律訓練（Autogenic Training）常常使用特別的片語或放鬆自己來鼓勵冥想身體中的某一部位，然後藉由練習來適應與改變，而非強制地改變。心像被視為是一種感受訊息，當然也常常涉及到多重感官的經驗，包括聲音、味覺或治療的觸覺。自律訓練可以有多種層次的應用，例如可以利用影像、聲音、芳香療法或是心理輔導師協助，它能夠是被動的、平靜的背景或是非常主動性地去被體會與體驗。

我最喜歡引用的一個例子之一，是迪士尼世界中的「健康生命樓閣」（Healthy Life Pavilion）為例，在一個身體戰爭（body war）的遊戲中，參加者會被教導人體內中的免疫系統如何運作，並且會將參加者帶入一個實驗室的世界中，來模擬一個人體被病毒入侵時會產生的反應。另外，參加者會被帶領進入迪士尼的幻象中，即變成小到只為顯微鏡看得到的大小，進入膠囊中，然後再進入人體。利用特別的效果，配合音效、嗅覺及移動下，參加者可以進入人體中，就像身處於人體內部一樣，可以感覺心臟的跳動、肺臟的呼氣與吸氣，還有系統循環；另外，也可以看到外來物如何入侵身體，以及接著身體如何被修補。這是一個令人興奮的旅程。透過我們的想像與科技來了解我們的身體。在迪士尼的身體戰爭遊戲中可以給我們一些啟發，讓我們在醫療照護教育與設計中，超越一般教科書與論文期刊的文字描述，而是融入一些視覺方面的科技技術來更了解我們自己。

設計者已經開始利用視覺影音牆來舒緩、平滑影像，以支持療癒過程與健康。華爾街日報（The Wall Street）（7-2-99）指出一些醫療院所設置的影視牆例子便是利用這方面的科技技術。喬治亞州、澳大斯加（Augusta）城市的一家兒童紀念醫院，在大廳中建立一個影視館，利用三十三個電視螢幕來產生一個數位影像的海洋生物世界。在兒童醫院建立影像牆的觀念現正流行，也廣被接受，支持者更是希望這種影視牆可以讓民眾與影視來互動。這個設計主要是希望藉由影視牆來使兒童病患忘卻心中的壓力與病痛，並且還可以達到育教於樂、治療等的效果。亞特蘭大的伊蘭斯特兒童醫院（Egleston Children Hospital）嘗試設計一套專為舒緩癌症兒童病患的療癒環境。伊蘭斯特兒童醫院的行政執行長 Tricia Benson 說，「當癌症病童進入癌症中心時，周圍的環境可以將他們的心靈帶離開身處的環境」。伊蘭斯特兒童醫院的影視牆展示出浩瀚宇宙（order of the universe），希望可以給孩童支持，並希望可以處理孩童體內的病痛。

在「科學化的美國人（Scientific American, April 1975）」一書中，Kaiser Permanente 的創辦人 Sidney Garfield 指出，病患通常可以分為四大類型：

1. 認為自己是眞的生病了，並且去看醫師，而且醫師也證實病患眞的生病了；
2. 認為自己很健康，但是事實上是病了；
3. 認為自己生病了，而且事實上是真的生病了；
4. 因為覺得自己不太健康，所以找醫師再確定。

而最後一種病患大約佔所有門診醫師病患的 30%～50%。Garfield 在文章中指出一個關鍵性的問題：「到底是醫療使人們生病？甚至說，我們到底可不可以在人們還沒有產生醫療上的病痛時，便教導他們如何保持健康？是否我們也可以打造一個健康環境來取代我們目前的疾病導向醫療體系？」即使今天我們仍然不斷地探討這些問題，但是我們真的希望可以打造一個沒有壓力的醫療照護環境。

在「含義與醫學（Meaning & Medicine）（第 74～76 頁）」一書中，Dr. Larry Dossey 問道：「這對病患來說有什麼意義嗎？藉著耐心、節制、保留，以及沒有抱怨地耐心等候，病患將會依照他們在照護過程中所被告知的方式去做，而不會有怨言。」基本上，要當一個好病患，一個病患通常要假設自己是無助的，而當醫師告知病患的病情是無希望時，則病患體內便會產生一種立即的反應來防禦威脅。因此我們的身體是處於情緒雙盲的情況下，我們可以做一些事，也可以什麼都不做。這樣的結果會使我們感到絕望或無助。要求自認無希望的病患來接受我們的醫療處置可能方便於醫療照護者行使醫療主導權，但是這與我們所謂的人性化，由人自己克服生命的疾病與創傷的理念剛好完全相反。

結論

一個真正給予病患療癒的環境必須是一個可以賦予病患權力與掌握力的地方，也是一個可以講求身、心、靈的地方。

療癒環境必須要移走產生精神壓力的因子，並且將權力回歸給病患，這樣病患才能控制並參與他們自己的療癒過程。

chapter

8

自然——天然環境設計

自然討厭一陳不變的直線。
曲線的美在於可以讓人停留，
使我們無法不駐足回頭。
——Philosopher, Gaston Bachelard

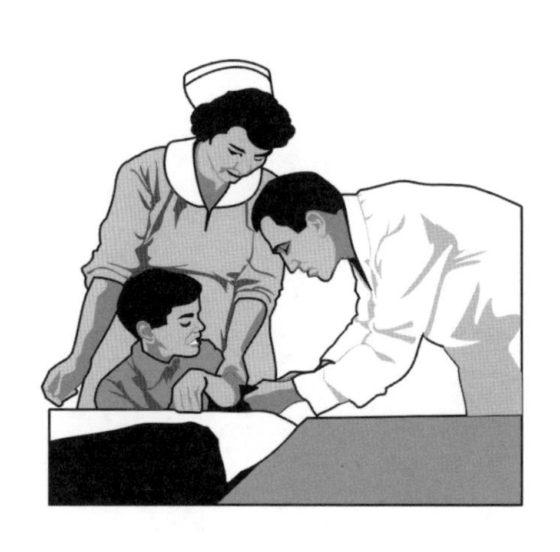

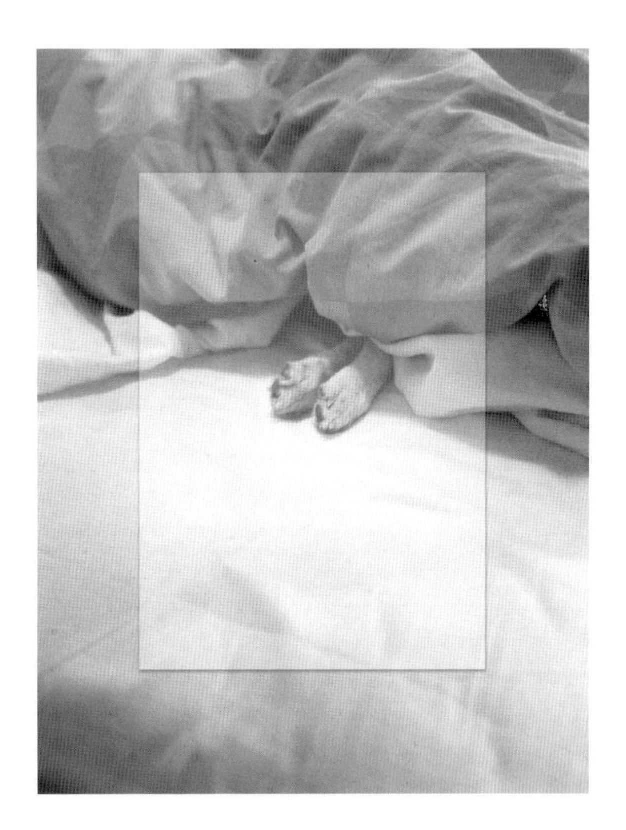

雖然「自然」的物理特性根深於我們所居住的星球，但是自然將我們身體與精神層面相結合。當我們生病時，我們會特別想追求自然的情境。自然可以是美麗的日出，使我們靜下心來；也可以是一場春雨，來鼓舞我們的心境。利用自然來支持我們的情緒，這樣的設計可以鼓舞我們的精神。不管在古代或是在現代，人們利用自然的情境來進行療癒。自然總是一個可以提供我們療癒的地方，如神聖的泉水、湖光河畔、令人神輕氣爽的叢林。幾世紀以來，我們已經應用這些景物在維持健康與疾病療癒上。

希波克拉底相信生命動力是提供生命的基礎，並且可以提供一個人在療癒上的力量。「疾病（disease）」這個字眼可以被拆開為兩部分，一為「dis」，意為分開；另一為「ease」，意為平衡；所以疾病這個字所代表的意思即為「喪失平衡與和諧」。藉由環境中的「自然」元素來設計，能夠使人們恢復平衡與和諧。所以在這一章中，我們將探討如何以「自然」來創造平衡與和諧。以「自然」作為設計的準則在於從自然中發現天生萬物，就像植物的葉子會向光面移動、鳥兒會自己敷蛋，以及我們的人體知道如何自己進行修復。

我們在自然環境中進化，就如同我們離開巢穴而轉至我們打造的環境下生存。我們的祖先珍惜自然為我們生命中創造獨特的力量，如自然可以提供我們屏障、衣服、食物、光線、熱以及水的來源。但是現在，我們似乎已經喪失了與自然直接接觸的機會，我們不再直接從自然中找尋元素。因為大多數的我們已經將自己大半的生活建立在人造的環境中，甚至有一些人一天中連到窗戶旁看看窗外景像的機會都沒有。其實只要有機會，我們是可以享受大自然的聲音，像是潺潺的流水、鳥叫聲、清新的空氣、腳下泥土的味道，以及照射在我們臉上的陽光。我們需要世界來豐富及維持我們的健康。

設計自然化的環境對我們的健康有益。根據Baker（2002）所言，「……很多研究已經指出人類對於自然的親近性，包括對植物、動物以及土地。自然就某種程度上是深植人類心中的。而科學家把這種現象稱做『親生命（biophilia）』。」Wilson, E.O.（1998）更打響了親生命一詞，他指出親生命是「……與人類餘生中下意識所尋求的東西。」Barker（2002）的研究更指出人類與自然息息相關的論點，他發現人們喜歡從窗戶觀望景物、有動物陪伴、注視著游動的魚，以及到花圃走走等等，這些對於健康都有正面的意義。根據Ornstein及Sobel（1990）的研究指出，「由視覺看到自然的景物可以刺激我們的腦部，幫助我們從手術中康復、忍受病痛、管理壓力，並且獲得健康。」Ornstein & Sobel（1990）亦指出，「湖畔、河流、樹木以及蔬果的圖片，比沒有樹木的都市街景圖片，可以讓人產生較低程度的覺醒，以及產生較高的 alpha 腦波，這種腦部狀態與非休眠式的放鬆（wakeful relaxation）有關。」因此人們對自然的渴望多於對於只是美學的喜好。

一年中我會舉辦多次的療癒環境研習營，在研習營中我都會帶著學員來進行一種稱為「敏感練習（sensitivity exercises）」的活動，用來幫助學員找出他們自己生命中有意義的元素。在一次敏感練習的活動中，我要求每一個學員嘗試著想像一個特別的地方，一個可以讓自己比別人更享受的地方。接著，我要他們寫出這個特別的地方（環境）的樣子，特別是那些可以影響學員感受的元素或景物。大約有 90%的學員所描繪的地方都是戶外，而其他的學員所描繪的環境場景同時包括室內與室外。

這是第一次我給學員提出這樣的問題，但是答案卻相當出乎我的意料之外，這是因為與會的學員大多數是室內設計師，而室內設計師是一個專門為人們設計室內生活的人。我已經為消費者、設計師、健康照護管理者進行這一類的研習活動，而答案反應都是一樣的。人類在潛意識裡知道自然能夠對人們的生命注入一種有意義的、喜悅的感受。

看著頭頂上的白雲飄過，注視窗外樹林，或是望著晴朗的天空都會讓我們放鬆與喜悅。觀魚、賞鳥可能是等候室中最熱門的運動；但是如果有機會選擇，我們都會寧願選擇自然也不想選擇空洞的牆壁以及冷清的街道。自然景觀可以使人維持及恢復健康，並且創造一個療癒的環境。Ornstein & Sobel（1990）指出，「當我們有壓力時，我們所看到的事物會影響我們的康復。當人們觀看血腥工作意外場面的影片十分鐘後，人們會產生焦慮、肌肉緊張、血壓升高、皮膚緊繃。但是假如在壓力影片播放後，緊跟著播放自然景觀（如樹及水）的片子十分鐘後，人們的生理壓力便可得到較快的舒緩。」

Roger Ulrich（1984）進行了一個有關病患對於戶外景觀感受的研究，這個研究令人印象深刻。Ulrich 審查了 46 位膽結石手術病患的病歷，其中有一半的病患所住的病房裡，其窗戶外的景象是小樹叢；而另一半的病患所住的病房裡，窗戶看出去是棕色的磚牆。結果發現，住在這兩類不同窗景的病患，健康癒後狀況截然不同：住在樹木窗景的病患比住在磚牆窗景的病患有較少的住院時間、較不沮喪、較不需要止痛藥劑，而且手術後的併發症也較少。病房窗外的景觀真的會影響病患的療癒效果。

風水哲學是利用大自然中的自然元素循環來取得平衡。水蒸發後，雨降落滋潤了木元素，就是樹與蔬菜。人們砍樹、利用木材來生火。火則是土的能量。土散發出能量，化為灰再生更多的土。土壤可以產生礦物質而生金屬。礦物質是從金屬所生，可以生成礦物質水。以此原理，生生不息。雖然我們住在人造的環境中，但是風水的原理可以成功地平衡自然與人造環境，並且創造一個療癒的環境。

禪（Zen）哲學強調人與自然界間的關係。根據 Lee（2000）論述指出，「理想上，我們應該不斷地接觸戶外環境、體驗自然的改變，以及簡單地享受風、陽光與雨水。」禪性花園提供我們一個身、心、靈可以遠離塵囂以及讓人放鬆的環境，並使我們身、心、靈三方面相互和諧。禪性花園有三個主要的組成，一為用來清潔的長杓與水，二為象徵引導生命之路的燈籠，以及用來提供氣（Chi）能量的石頭步道。療癒環境可以融入禪哲學的簡單與符號概念。

我們體內的生化反應也是與自然的世界有關，如陽光以及其他外在的物質，可以引導並調節我們體內循環的步調。日本研究指出，在現代的生活中缺乏自然元素時將會引起各種病痛（Nakagawa, 1987）。我們住在一個可以讓我們控制的環境中，包括恆溫、昏暗的玻璃、不可操作的窗戶，以及人為可調控的溼度與空氣。因為我們大多數的時間都是在室內、吃加工食品、被毒物污染，所以我們的身體總是被負面的環境因子所影響。療癒環境設計能夠改善我們在平常生活中，無法接觸大自然的遺憾。

自然的循環

自然是一個持續的循環，包括潮水、日夜、季節。季節的循環代表著變化，就如我們改變我們的衣服穿著，以及我們的社交與宗教活動。大部分的我們非常注意太陽的循環，雖然我們不再依賴它來提醒我們一天的作息生活，因為我們現在已經有電子儀器設備來各訴我們一天的時間狀況；但是我們的人造環境卻常常使我們忽略了太陽在天空的位置，以及月亮的圓缺。我們對於自然循環的感受性是薄弱的，我們漸漸喪失與大自然接軌的機會。

療癒環境應該融入大自然的循環。病患應該可以看見窗外，看見他們所處的位置方向。病患與員工都應該有機會來接觸到戶外的環境，也應該被鼓勵多接觸戶外的活動。療癒的設計應該隨著季節來改變，包括利用顏色、食物、味覺以及聲音。療癒設計最好可以妥善利用陽光的位置，舉例來說，室內的早餐區最好可以在東方，如此訪客或病患便可以享受到早晨的太陽。如此一來，我們才能與大自然結合，來增進心靈與身體方面的健康，並且創造一個療癒的環境。

陽光

陽光對我們的情緒與心情有很大的益處，即使我們知道紫外線可能引起細胞的病變，但是我們還是很享受讓陽光照射的感覺。根據Liberman（1992）指出，「減少暴露於陽光下會造成煩躁、疲憊、病痛、失眠、憂鬱、嗜酒與自殺。有趣的是在芬蘭，在六、七月間，一天日照時間大約20小時，結果發現懷孕率比冬天月份要高。」

當陽光從眼睛照射進入腦中，會影響整個身體狀況，包括從脊椎、到依賴光線生長的腦下垂體。所有顏色都是光，光會產生能量，能量會影響身體中的每一個細胞。幾世紀以來，科學家已經知道人們依賴陽光來使得身體健康。陽光可以催化很多代謝過程，而當我們缺乏曝曬於陽光當中時，一些代謝反應便會停止，並且會降低我們體內燃燒脂肪與毒物的能力。光生物學家John Otts研究指出，只有光線，含有如太陽光所擁有的所有波長時，才能維持我們的健康。他主張不好的光線也會對健康產生威脅（Liberman, 1992）。

大多數的醫療照護環境都是依賴人造光線，將我們與太陽、季節以及自然循環分離。醫療機構通常經過數年的演化，建築物漸多、漸密集，這就像墓碑式的品質，也就是員工在建築物裡面工作，而無法接觸到自然光或是外在的環境。療癒的設計可以加強光線的照射，尤其是坐落於北邊的建築物更是需要注意。在所有的機構中，自然光應該被認為是規劃整體建築時的最優先考量重點，並且需要將光線的充足度視為重點。有陽光的休息區域更必須要讓那些工作區域無法接受到自然光的員工休息，而自助餐廳更應該有自然光線以及廣大的視野設計。

維吉尼亞費雪維尼市（Fishersville）的澳大斯加醫學中心（Augusta Medical Center）是座落於雪奈都山谷（Shenadoah Valley）。最近該醫學中心剛剛啟用一棟新的醫院建築，餐廳（dining room）是位於整棟建築的最佳位置。建築師Joe Parimucha當初在設計這棟建築時，極力地爭取將餐廳搬離地下室，改設計在頂樓。一般來說，大多數的醫療院所傳統習慣將餐廳設計在地下室，這是因為設計在地下室時，可以就近於下貨區、廚房、儲藏室等等區域。Parimucha首次進行將地下室的廚房與供餐室分開來設計，而這樣的改變只需要多增加三位員工來調度。Parimucha深信這樣的設計對人們的健康，以及對提升員工士氣等，所產生的益處價值更勝於所增加的員工人手所產生的費用。而最後證明了Parimucha是對的，因為醫院的管理者發現，自助餐廳的員工流動率降低，而且員工的滿意度增加，特別是對於工作中無法接觸到戶外的員工來說，他們的工作滿意度確實提高了。

動物與寵物

Rupert Sheldrake （2000）指出動物的行為就如同人類情緒般地敏感。Sheldrake 擁有超過兩百個寵物店，這些寵物店可以幫助人們，大多數的店是在照顧生病的寵物，而這些店與其飼主都離得很近。「這就如同與狗親近能夠降低人體血壓，並且有益於人體其他生理反應。這些利益可能對狗本身也有益處，因為當狗兒被飼養時，狗兒的心跳也會較為降低。」

在治療觸覺上，寵物是扮演著一個重要的角色。有一半以上的美國家庭至少養一隻寵物。根據 Ornstein & Sobel（1990）研究顯示，養寵物的心臟病病患死亡率，為沒有養寵物心臟病患死亡率的五分之一。寵物在人類喜悅、悲傷，甚或艱困的時期都提供了無條件的愛。養寵物可以撫慰一個人的悲傷時間。Sheldrake（2000）解釋，「在賓州大學，Erika Friedmann 及她的同事研究指出，曾經因為心臟疾病住院的病患中，有養寵物者比沒有養寵物者在一年後的癒後狀況，呈現出較高的存活率。家中有寵物的病患甚至比家中有配偶或遠房親戚的病患，有較佳的存活率。」

在古希臘，醫術之神 Asclepios 視狗為治療師，可以為人們治病。今天在美國甚至有多達 2,000 個計畫是來訓練狗兒成為照護提供者。這些狗會到醫院、護理之家以及癌症機構來。狗對於身體殘障的人們來說，可以說是人們的眼睛、耳朵以及手腳。牠們提供病患有觸摸的感覺、注意力、放鬆以及歡笑。狗兒神奇力量在於牠們可以提供如人類般的療癒效果——就是愛。

動物的身體對於有敏感體質，以及有免疫系統疾病的人們來說，可能不是那麼地適合；但是這並不影響將寵物融入療癒環境設計的美意。我的祖父母養了很多隻松鼠，並且為每一隻松鼠命名，而且編織了屬於松鼠家族的故事。當注視著窗外的松鼠時，我的大女兒便會重複著述說名叫奧斯卡的松鼠，是如何地為面臨生命終期、臥病在床的祖母，帶來歡娛的時光。我的父親非常喜歡觀賞鳥兒及餵食牠們，那是父親覺得最快樂的時光。在父親過世的幾天前，我在他的窗邊放了一個鳥兒的餵食器，父親享受著看著鳥兒的樂趣，一直到他過世。不管是病痛或是健康的人們，動物的確帶給我們愉悅及歡樂。

植物與花的設計

人的生命與植物是有很大的關聯。Venolia & Dadd（1988）敘述植物可以產生的療效：「植物……可將我們心中的固桎、身體的緊張、疏離感釋放出來，因此我們對植物栽種有了興趣，同樣的，植物也豐富了我們的生命。」療癒環境應該融入植物生態中。

綠色植物能有效地淨化我們的環境，吸收二氧化碳並釋放出氧氣。綠色植物可以釋放出濕氣、避免乾燥。植物可以過濾毒氣，以及由菸蒂或其他化學劑所引起的污染物。Whatley & Donaldson（2002）指出，「最能淨化的環境包括太陽花、蘭花、鬱金花、櫻草、菊、百合花、檳榔樹、紫鴨跖草屬植物、棕櫚，以及橡膠樹。」當我們將建築物與外界隔絕時，我們的空氣便會變得越停滯。阻光的建築物有雙層、不可開啟的窗戶，這樣的設計都會使得我們的環境變得更糟。療癒的環境需要高品質的空氣。

將植物融入人造環境設計裡，是支持人類療癒過程的最簡單方法之一。植物可以襯托出任何設計或是風格。在建築物維修的預算中，我們有一位顧客為他的醫院規劃花草區域，希望可以維持新鮮的空氣。Carl Ackerman是一位建築師，每年為維吉尼亞州北部的博城醫院（Potomac Hospital）進行年度預算審查時，從來都不會刪減栽種植物經費方面的預算。他說，花藝的安排比設計其他舒適的場所，更可以獲得讚賞，雖然說自然環境的設計可能不是必需品，但是人們會注意到我們的用心。」

花園

花園能夠把所有自然的元素結合在一起，讓我們可以直接與大自然互動。花園是一個綠色或是多彩的地方。在兼顧顏色、大小、形狀以及地點的多樣化，那些尋找療癒環境的設計者發現花園是一個可以提供多方面用途的空間。

我的丈夫與我在一個特別的機會裡，花了一天的時間與一位加州柏克萊大學造景設計教授 Clare Cooper Marcus 一同在華盛頓首府區，嘗試找尋一個療癒性的花園。Clare Cooper Marcus 也是一位療癒造景協會（Healing Landscapes）的會長，當她正在寫「療癒花園」一書的過程中，正在對抗致命的疾病。我們發現很少的醫療院所提供花園區域，而就算有花園，但是大部分仍然缺乏舒適的設計。Marcus （1999）指出：

> 「花園可以藉由很多機制來發揮療癒及康復的功能。最明顯的就是自然美學，換句話說，創造一個翠綠的地方，便可以成為吸引人們走出戶外的誘餌。在一個純自然或半自然的戶外中，享受著太陽光、看著翠綠的樹木、傾聽著潺潺的流水聲或是鳥叫聲，這些都是一座花園可以結合多項元素的方法，而這樣的地方可以使人們的壓力降低。」

Marcus 列出花園設計可以為醫療院所帶來的益處，包括：

- 降低訪客與員工的壓力。
- 降低憂鬱，特別是與身體活動有關時。
- 較高的生活品質。
- 降低疼痛。

- 協助找路。
- 降低業者成本，如使用較少的用藥以及較短的住院天數。
- 增加病患的活動空間。
- 增加病患的滿意度。
- 增加員工的工作滿意度。

療癒的花園能夠被規劃，並且很多地點都可以融入花園的設計，我來列出一些地點供各位參考：

- **前玄關／大門**——人們能夠看到花園，並且從前玄關便可以享受到戶外的景物。陽光支援社區（Sunrise Assisted Living Communities）在其所有的機構建築中，都會設計一個寬廣的環繞式玄關。家人與朋友可以在這裡見面，享受一杯冰紅茶，坐一下搖椅，注視著前面的草坪、花園，或是看著街上來來往往的動向。
- **入口**（entry way）——設計者可以沿著通路兩旁栽種樹木、利用葡萄藤蔓攀延，或是佈置一個玫瑰花園。也可以放置鳥食餵飼器，或是栽種盆栽、樹木、花朵等等。另外，擺設長椅讓訪客休息，並且可以享受花園美景也是重要的。花園的入口可以提供令人注目的路標，並且給訪客一個正面的印象。
- 小的戶外區域或是窗台（window box）藥草與蔬菜的花圃具有互動性與治療效果，適合於任何有陽光照射的小地方。對於長期照護機構的病患及住民來說是相當好的。這樣的區域可以幫助人們知道季節與戶外的變化。植物是可以收成的，也可以帶入室內，用來當裝飾品、烹飪甚至做成罐頭食物。

  桌上式花園與窗台設計，對於沒有辦法到戶外空間的人們來說是最完美不過的。窗台不管是在室外或是室內都是適當的。小的玻璃容器植物或是較大的盆栽都能夠設計成桌上型花園。各式各樣高度與顏色的植物所營造出的整體感覺就像是一個小型的花園。藥草的花園可以提供感官的感受，包括美麗的外觀、觸摸的樂趣、散發的香氣，甚至也可以聽到葉片窸窸窣窣的聲音，另外，藥草嚐起來會令人舒暢，並且有治療的效果。大多數的藥草是容易栽種的，並不需要太多的照顧。對於不同的花圃大小、陽光或溼度的地方，都可以選擇適當的藥草來栽種。

- **中庭、天井、廣場**——人們通常會自然地在中庭以及天井區域聚集，而這些區域可以讓家屬、病患以及員工來進行社交活動。在這裡應該要有插滿五顏六色花朵及綠色植物的大花瓶，而水景在這種空間裡也似乎可以發揮功能。桌子、椅子、長凳、家俱在戶外環境中也扮演著社交的功能，因此都應該一併佈置於空間中。

  另外，這些區域也可以當作是院區景標之一。特別在大型機構中，它可以提供出入口、建築物、停車場等等區域的交通步道，並可作為找路的線索，當這些區域屬於人工造景時，更應該要嘗試融入花園、天井的設計。廣場上應該有一個明顯的路標，如旗幟、鐘塔或是水景。這樣可以協助找路時的口頭指引標的，也可以協助訪客自己想要找尋的目的地。

  廣場、中庭、天井可以喚醒人們記憶，也可以讓人留漣的地方，就好像踏入自己家鄉的公園一樣。雕像可以用來建立路標，也便於記憶。這些花園設計對老年人來說是特別有意義的，甚至我們可以結合一些安全性的步道，來幫助老年癡呆症的患者行走。當然，這些設計也可以作為家庭聚會、冰淇淋聚會或是野餐聚會的處所。

- **陽台**——陽台是個可以提供人們擁有隱私性的地方。離開病患的病房、離開住民的臥室，或是離開緊鄰公共空間的大型戶外場所，陽台可以用來捕捉、延展室內的空間。陽台可以設計在室內空間、天井前，或是晚餐室。瓶花、植物以及戶外的家具都可以融入設計中。

- **天井前庭**——天井前庭是一個多層次的大空間，可以將戶外的景觀融入。天井前庭提供很大的空間來栽種樹木、接受光線，並且可以增設水景。它們也給人們很多機會接觸自然。天井前庭就像是中庭及天井一樣，會吸引人潮聚集，所以應該要適當地佈置它。
- **日光浴室**——室內的天井，也就是日光浴室，典型地以玻璃來打造。日光浴室可以為行動受限的病患，提供一個接觸陽光與戶外景觀的機會。植物、花朵以及水景應該被同時應用，因為它們讓戶外景象更為美麗，而且盡可能地增加活動窗戶。自然的物質應該多加利用，如石頭階梯、木天花板，而這些地區最好栽種植物。舒服的戶外家具能夠使得整體感覺與體驗更加完整。日光浴室應該將外面的景物帶入室內，並將觀賞者帶入自然中。
- **屋頂**——我們常常會忘記屋頂在城市中，是一個可以被用來設計為花園的空間。高聳的建築物通常可以看到整個城市及鄉間的景觀，當然也可以提供病患與其家屬體驗戶外的機會。屋頂應該有盆景植物、花朵、戶外家具等擺設，並且應該設有遮蔽烈陽及天氣變化的遮蔽處。
- **兒童區**——不管室內或室外，兒童遊戲區是一個可以提供小孩活動的地區。這個區域可以是一個具創意以及進行社交的園地，也是一個讓父母親近他們小孩的地方。小孩子都很喜歡這樣的區域，父母也喜歡這樣的場所，因為可以讓他們的小孩跑、跳及喊叫。這些區域應該要有遊戲設備、可玩耍的水景，以及花園的設計。
- **人行道**——人行道及自然步道可以幫助舒緩壓力。大多數的醫療院區中就可以很容易發現這樣的步道。步道可以連結醫療建築物、停車場、出入口等等。這些步道通常會融入路標的設計來協助訪客找路。這些步道也能夠作為員工運動的地方。步道的設計應該要加入清楚的指標標示，如第六章所描述的。植物、樹木以及一些特殊的需求都應該要方便訪客使用，並且可以分散病痛注意力的特質。另外，步道應該包括長椅以及飲料區。

- **水園**——幾乎任何一個空間都可以設計一個水園。水園、噴水池、噴水座、瀑布，甚至是桌上型水座等等，都可以讓醫療環境變成一個讓人減輕病痛的地方。不管是任何年齡層的人們都會喜歡。而當水園融入植物設計時，水園的設計會是最棒的。然而，在較老的機構中，在設計流動水佈景時要特別小心，尤其要注意排水功能，這是因為水會滋生細菌，當然也會污染水的基座，所以最好的方法是要外裝注水器，並定期地維持系統運作。對於水來說，銅是一個較佳的選擇，因為可以抑制細菌生長。
- **花園餐廳**——花園餐廳可以提供訪客、員工與病患休息的地方，即使只有短暫的片刻休息，也可以提供享受戶外活動的機會。利用陽台、屋頂或是露天地下室，戶外非常適合自助餐廳或是咖啡廳來經營的。花園餐廳應該要有太陽遮傘。另外，戶外加熱器可以維持戶外的用餐溫度調節。
- **復健花園**——復健花園結合了自然以及治療功能。物理治療，如平衡木、吊橋以及石頭步道等等。這些戶外的環境都能夠讓人產生喜悅以及刺激。
- **冥想花園**——冥想花園是一個寧靜與神聖的地方，可以提供人們一個哭泣、祈禱或是冥想的私人空間。冥想花園應該可以提供人們較隱閉的空間。反射池塘以軟木材皆可以讓冥想花園變得更舒適。行走步道以及迷宮是一個讓人們療癒的好地方。
- **安寧花園**——安寧花園代表生命與希望，因此對於安寧療護病患來說是最基本的。對於安寧病患來說，有機會來享受戶外、陽光、看看綠色植物來說是非常重要的。這些區域可以提供安寧患者最後的一些喜悅，並且也可以讓病患與家屬休息及共處。

安寧花院的設計可以相當多樣化，從神聖的風格到Zen風格皆可。

自然磨亮的材質（Natural Finish Materials）

磨亮材質及屋內裝潢都可以利用自然的元素來打造療癒的環境。木頭是一個討喜的材質。人們喜歡木製的物品。在選擇辦公室家具時，通常人們喜歡選擇以木質為主，甚至很多人喜歡人造木質甚過其他如塑膠、金屬、玻璃，或是其他奢華的材質。

爲什麼我們對於木質有這麼大的偏好呢？從歷史的角度來看，人們可能早已習慣視樹木為自然界能量的來源。在基督教的世界中，基督徒視自己為「……我是藤蔓，你是枝葉」。在禪哲學中，「植物」生「木」、「木」成長與發展，接著激發生靈的健康。美國印地安人相信，人與自然界有非常深的關係。人們可以從很多角度看樹木。年輕綠色樹木包括能量，當樹木長大時，可以讓人有安定與舒適的感覺。

木製樓梯如果加上線型厚版時，便能夠產生擴張的效果。木製天花板讓人有清新感並且有一種舒適的感覺。我們常常將淡色的樓梯（如淡黃色）與深色的櫻桃鑲邊木結合。這樣的組合會使整體外觀有較輕盈、較寬廣空間的感覺，而且色調也較為溫暖。今天我們常將乙烯樹脂材質的樓梯，滾上一層木質材料，不論是實用性或是美觀性，病患較喜歡木質的材質，勝過於毛毯類及乙烯樹脂材質類的地板。

在我們可以觸及的地方，如手把、家具、牆壁等等，原木（real wood）通常是我們最喜歡的材質。當然在維修及耐用性方面，原木材質可能不是那麼實用，但是在家具以及牆壁的裝飾設計方面，可以適時地融入木質材料。舉例來說，木質的家具如果以薄板或是石頭來作為表面裝飾時，通常會變得很好看而且很耐用。木質扶手亦能夠設計石造牛鼻子圓角的避震防護。

利用樹木，特別是利用樹葉形狀來裝飾在地板、天花板、牆壁等設計是相當棒的方式，Armstrong 公司及 USG 公司都提供葉片造型的天花板磚瓦設計。自然的雕像可以讓人靜下心來，也可以引人注目，尤其是當病患在檢查床上、治療床上或是牙椅上來往上觀看時。

雖然天然礦物可以對療癒環境產生很大的功效，但是卻常常被我們忽略了。石頭、石板以及石灰石材質都是可以作為地板的極佳選擇材質。大理石是相當漂亮的建材，不管覆蓋在任何物質的表面上，如地板、牆壁、裝飾品及家具上皆可。假如這些礦物質太昂貴，你也可以只把它當作輔助裝飾，例如將岩石、小鵝卵石環繞佈置於植物周圍，或是將五顏六色的岩石、沙子或貝殼充填於裝飾用的瓶子中。將裝飾盆中放入平滑的石頭，這樣的設計對於告解室來說也是想當棒的。

岩石與石頭給人們一種堅定不動的感受，從石器時代開始就是這樣了。人們已經利用它們來建造很多神聖的結構設計，如清真寺、廟宇、醫療大教堂以及神龕。石頭通常是入口處很好的建材，可作為醫療機構聯繫社區及病患間的橋樑。當然照護過程必須要避免讓人產生冷酷及非人性化的感覺。石頭環境必須要酌量配合木質的暖色系及植物，這樣整體上才會更為協調與和諧。我的父母在各國旅行中蒐集了很多有趣的岩石，這些岩石現在就擺在我祖母的花園中。每一個岩石都有一個故事，代表著一個美好的回憶。

檢查表

根據我的經驗，我列了以下的一份檢查表來提供讀者關於如何將自然融入醫療院所的設計中：

1. 善用自然的元素來調和環境。
2. 善用可以散發出自然芳香的芳香劑。藥草與香料可以產生很好的香氣。
3. 結合新鮮的水果與花來產生香氣。像鳳梨、椰子、木瓜及芒果的味道都不錯，並且可以製作一些可口的點心。
4. 利用自然元素當作輔助品，如天然的木材、籃子的粗糙材質等，都可以激發人們對於材地以及自然的想像，也可以提供觸覺上的感受。

5. 貝殼、石頭、岩石以及海邊的蒐集物都是相當自然的裝飾品。
6. 利用自然的材質，如木材及石頭來砌牆。
7. 利用當地可取得的物品來佈置及豐富想要設計的環境，如利用家鄉的石頭、當地木場所編的籃子，或是由當地工匠所做的桌子。
8. 使用手工製品。選擇有意義的手工製品。
9. 選擇季節性的物品，可以適時反應出季節的變化，以及生命週期。
10. 設計季節儀式或慶典。
11. 利用太陽。利用自然光與適當地利用太陽的方位。以光線鑄影以及聚焦方法來加強你的主體物。
12. 所吊掛的插畫或畫作藝術品應該選擇自然景觀的景物。病人通常對於自然與景觀方面的作品會產生最正面的反應，特別是水平線。
13. 善用光線來創造各種型態、反射、動態及彩虹。
14. 善用水資源，如漣漪聲、泡泡聲、噴泉聲、水色等。
15. 善用玻璃，不管是天然的或是沙面的，皆可用來做為牆壁的材質，並且可以提供病患觀賞戶外的景觀。
16. 利用玻璃、鏡子以及發亮表面來創造水的幻影。
17. 保持空氣的流通與新鮮，可利用天花板的吊扇來改善。利用風鈴、標幟以及旗幟等物品來提醒我們空氣的流通度，並且在視覺及聽覺上都可以產生不錯的感受。
18. 火是自然界中一個重要的元素，藉著亮銅或是亮的彩色玻璃，來達到火焰色影的效果。
19. 善用水族箱、鳥舍以及飼養寵物。在花園及窗邊放置鳥食餵食器。
20. 保持空間的清潔度以及避免放置雜物。善用天然以及安全的物品。
21. 記得人們都喜歡木材，包括牆壁、天花板、地板或是家具。
22. 善用花園。任何大小的空間都可以規劃一座花園，選擇最適合病患或住民需求的花園型態。

23. 善用植物。環境中有各式各樣的植物。對人們來說，所有植物都是適合的。
24. 最後，利用自然來啟發設計的思維。

今天我們發現自己身處於高科技、高速的社會中。我們在日常生活中相當依賴電腦或電子用品。我們缺乏了與大自然接觸的機會。但是我們的身體對於溫暖、遮蔽、食物、水以及舒適感的需求，卻是與我們古老祖先的需求是一樣的。自然的元素可以帶給我們喜悅，並且可以療癒我們病痛的身心。我的安寧病患希望他的床邊可以面向花園，他希望可以看到他所喜歡的樹木。我的父親在最後臨終前的要求之一，便是帶他到戶外，把他的椅子面向太陽。我們必須記得人類潛在對於自然的愛好與需求的本能，並且將自然融入我們的療癒環境中。

chapter

9

心與靈——神性處所設計

不管您是否相信上帝，
上帝對您的生命來說都是一種目的與意義。
我們都是從強韌的生命特質中，
來找尋最強韌的力量及慰藉。
——Herbert Benson, MD

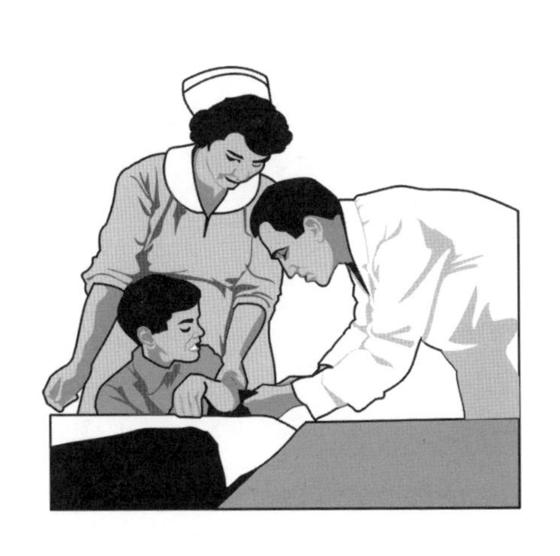

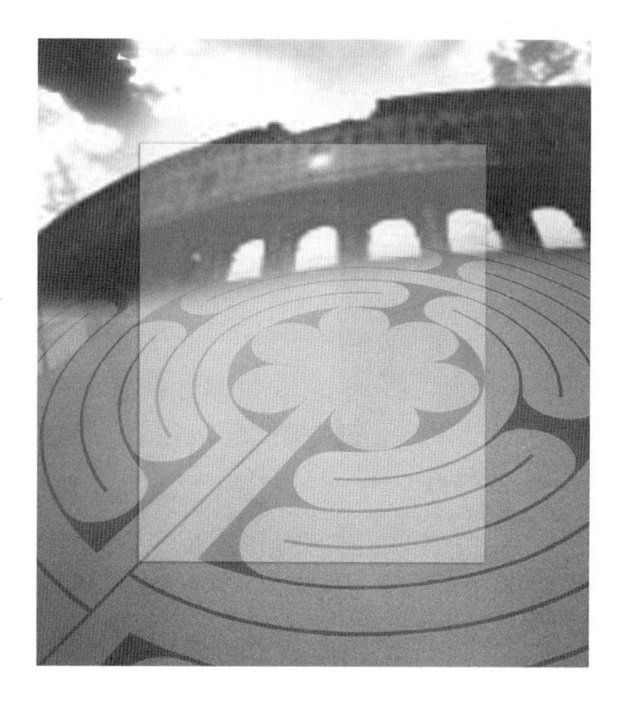

在真實的整體設計中，可以將身、心、靈結合來形成一個神性的處所。如同我們在前面章節中所描述，療癒環境遠超過於一個空間而已，它可以影響我們的情緒感受並且影響我們的心靈。在這一章節中，我們將指出一般人類的需要——就是在一個沒有壓力的環境下發現心靈的意義。在任何不熟悉的地方，人們都會有某種程度的擔心與害怕，人們可能經歷了焦慮、空虛、無聊、壓力或是需要發狂地去找尋一些活動或事務來填補時間。使用醫療院所的人們都經歷了前所未有的改變，包括在注意力、溝通技巧以及認知能力等方面，很多人們在這樣的環境中，會漸漸地產生了巨大的改變，不管是病患、家屬或是訪客都會在這樣的環境中質疑自己的存在、目的、過去以及未來。

對於大多數的我們來說，當我們每次進入醫療院所中的一刻開始，便會感受到我們自己的生死與病痛，而我們在醫療院所中所處的環境，更會常常讓我們不得不去面對或是質疑我們心中的生存信念。在醫療院所環境中，我們看到生病、受傷或是垂死的人們時，都會迫使我們去面對人們未來可能的健康消逝問題，以及人類生死的問題。不管有意識或是無意識地，我們都會開始尋求生存的意義，而這樣的反應都會被融入療癒的過程中。

面對死亡

我們可以感覺到現有的醫療環境狀態，對於我們的生死感受是一種威脅。在任何的醫療環境中，即使是健康的訪客都會見到人們在健康上的凋零。看到的病痛及受傷者，以及目睹生命事件等等，都會讓我們不斷地想到自身的生命。在這樣的環境中，我們面臨著一些生命中最艱難的衝擊，並且面對著連現代醫療都無法解決的問題。「為什麼是我？」、「為什麼我的父親瀕臨死亡？爲什麼我的小孩出生時心臟就不健全？為什麼我有癌症？我的小孩為什麼離開我？為什麼我的至愛脊髓受傷而不良於行？」這樣的問題常常會出現在人們的腦海中，而我們的文化與西方醫術在處理這些情緒上的問題時，仍有相當的困難度。因此當我們面對這樣的事件時，我們會尋求使情緒與心靈舒坦的方法。對於很多人來說，滋潤心靈的方法來自於人們對宗教的信仰、個人的哲學、傳統的倫理道德、支持關係，以及從大自然中所發現的和平／寧靜。

Carl Hammerschlag 是一位醫師。他花了大半輩子的行醫生涯爲美國印地安人服務。Hammerschlag 指出，現代文化已經將人類的心靈與身體脫節。「當我們沒有倫理的信念，我們將會沉淪。不管是在個人、家庭、鄰里、文化、國家或是整個世界的層級中，精神層面的價值都可能會喪失。精神的喪失使得我們的身體或心靈都受到傷害（Hammerschlag，第 25 頁）」。我們需要捫心自問，在現在的文化中，誰可以激勵我們？意像、科技、科學以及感情已經變成我們的生命糧食嗎？Hammerschlag 說，「我們必須要再投資生命、具有健康意義的儀式以及符號。那是我們可以豐富我們生命意義的方法。」

靈療

在大多數人類進化的過程中，精神與療癒是合而為一的。所有的宗教都包含心靈、身體與靈魂合而為一的感念；但是在近幾百年的時代裡，醫藥是將精神層面與療癒的概念分開。「身體是一個機器」的論點始於 17 世紀哲學家 Rene Descartes，他指出身體與心靈是屬於不同的主體，因此彼此間沒有什麼關聯性；但是在那個時代中，只有一些人贊同他的論點。隨著工業革命以及科技的進步後，心靈可以與身體分離的論調便開始盛行，並在今日持續地沿用，科學與醫藥並沒有對人類心靈與精神做太多的琢磨。

現今消費者常採用不需費用支出的醫療方法，如神靈、祈禱、祭祀來協助療癒。但是靈療能夠支持療癒嗎？假如可以，療癒的過程應該涵括心、身與靈嗎？人們正在開墾他們的心靈。在 1992 年，美國只有三家醫學院提供有關神靈的課程，但是在今天，已經有多達八十家以上的醫學院要求醫師必須要進修這樣的課程。

Hammerschlag 在「跳躍的療癒者」一書中提及，「無疑地，當病患信任他或她的醫護人員，並且有共同的文化價值信仰時，療癒便會達到較佳的效果。」Hammerschlag 更近一步指出，「我必須要承認，現代人在生命中所受到的威脅，不是心理醫師及夢想者能夠完全解決的；但是這兩類人會嘗試地對複雜的問題提出解釋。年輕的印度人正回歸他們祖先的保留地與社區，他們正學習著自己的語言、歌曲以及習俗。他們正學習如何將歷史及精神做一結合。我們所有人都需要做相同的事。」（第 17 頁）

精神在療癒方面的價值，在最近華盛頓首府的會議中被清楚地稱謂：「靈魂之旅」。這個會議強調生命的精神與療癒，包括在生命末期的挑戰。多達 2,300 以上的人們參加這個會議，仍有 500 個人們正後補等待參加該會議。這個會議清楚地指出，對於垂死的人們來說，精神寧靜的需求是最重要的第一訴求，而處理病痛才是第二訴求。Bernie Siegel 是該會議的主要演講者，他提供與會者三個非常有用的建議來面對精神的旅程：第一、以我們的方式來生活，真實地自我生活著；第二、多花時間與我們所愛的人相處；以及第三、永遠記得我們所看見事物的最後一眼，因為最後一眼通常比我們第一眼所見的還要美麗。Siegel 指出，「死亡的威脅常常會使人們真正的停下腳步去傾聽……。是死亡來幫助我們思維到生存的意義。當我們要繼續地走未來的路時，精神方面的需要是不容被忽略。」我們的精神需要是真實的，療癒環境在靈魂之旅上扮演著一部分的角色。藉著設計療癒環境，人們可以被鼓舞，並且更為堅強，就如同 Siegel 博士所主張的，我們所看到的最後事物是最真實與美麗的。

精神的挑戰

我們應該要怎麼樣在醫療院所環境中來豐富人們的精神層次的需求呢？我們如何在嗡嗡聲、偵測器、插管、召喚系統及醫療界等的非人性化吵雜喧鬧中，來打造神性的處所呢？在醫療院所中要發現上帝是困難的，但是這卻是迫切需要的。

今天的醫療重點都著重在身體治療，並非心靈治療；即使在精神醫療的領域上，精神層次的治療仍然與身體治療分割的。然而，當療癒活動被啟動時，精神層面的照護是必須要同時被強調的。要定義精神療癒理論與觀察的第一個障礙，即在於它很困難去描述，甚至是非常困難地被證實。當然這種挑戰在於我們習慣將精神與宗教視為同義詞；但是人們的精神層次應是屬於相當基礎本質的。

在「靈魂之旅」的會議上，有一場令人注目的專家討論會議，該會議專家係由牧師、安寧護理人員以及腫瘤醫師所組成，主要提供人們在面對自己的生命終期時，應該要注意的事情，就是——「傾聽、愛、希望以及親近上帝」。這是人們以及病患在豐富精神層面的需要時之必要條件。

傾聽

一位牧師告訴我們關於人們如來避免病痛及痛苦的故事。人們談到死亡或是覺得無助時，都會感覺很糟。牧師談到過去在一次車禍意外事件中，他失去了他的妻子及女兒的故事。他說，通常人們都會選擇另一種話題與他聊天，也不敢正面與他聊聊他所感受到的那種失落的感覺。這是因為人們不知道要如何跟牧師來聊聊他心中的那種失落感，因此連牧師最親密的朋友也不再打電話給他。在我們痛苦以及失落時，我們極需要關心，即使是傾聽，也可以產生療癒的作用。人們需要被傾聽，並且對於痛苦失落的旁人應該伸出援手。

愛

愛是精神領域中最豐富的元素之一。但是愛並不是來自於一個瓶子，也不能由藥師調劑出來，愛甚至不是一種由卡片上就可以表達出的一種羅曼蒂克的感覺。但是，愛是一種關懷、投入、行動與憐惜，即使在失落或困境時，當無法說出一個適當的言語時，我們都能夠為他人做一些事。在我父親過世時，我從家人的互動中看見這樣的例子：

一些人馬上跳出來幫忙，一些人非常熱心地幫忙修繕房子周圍的景物，也有一些人組成追思團體，點燃對父親的記憶及思念，而我們家人則互相擁抱及哭泣。所有人都是在表現愛，而且所有人都是重要的。

希望

希望是讓我們繼續走下去的動力，支持我們的困境與失落。希望是要我們去相信：在盡頭時，會有曙光出現，而不是一列駛向我們的火車；通常，醫療院所及醫療照護者都忘了帶給人們這種希望的感受，也許是害怕在提供人們希望之後，但當最後希望落空時，會有更多的失落感。但是我們必須記得，垂死的那一剎那是最簡單的部分，因為就發生在一瞬間；但是活著卻是發生在其他所有我們的餘生。

親近上帝

上帝的慈悲也是可以讓我們能夠心境平和的最大力量。人們對上帝有不同的觀點：有人認為上帝是在天堂上一個讓我們摯愛相信的人，隨時隨地都會在我們的身邊；也有人認為上帝就是宇宙萬物。不管我們如何認定上帝，我們與上帝的關係是相當重要的。在我家族的近親好友中，有一位安寧牧師，他告訴我們一個關於一位病友在瀕臨癌症末期時的故事。這位癌症病患體重只剩下60磅左右，他的身體持續著產生劇烈且可怕的疼痛感，沒有藥品可以舒緩他的疼痛。他與牧師並沒有熟識，所以也拒絕與牧師交談。但是我的牧師朋友相當地堅持想要與這名癌末朋友對談，所以這位癌末病患便不得不與牧師開始了對談。該癌末病患告訴牧師說，上帝對他來說已經沒有用了，因為他深信是他自己的罪孽，使得他受到這樣的苦難，因此他很害怕死亡。但是經過牧師仁慈與技巧性的會談後，該位病患最後終於說出他曾經在越戰時屠殺小孩與婦女的過往。這位牧師為該位病患與上帝間搭起一道橋樑，而最後因為病患相信他的罪行將會被寬恕，因此能夠很平靜地死去。藉由這樣的心靈之旅，從這位病患身上我們發現醫學上所無法提供的療癒效果。

傾聽、希望、愛，以及親近上帝，都會使得我們的精神生活更加豐富，進而達到治療效果，即使當其他的治療方法都已經宣告無效。在所設計的環境中，我們必須要創造一個充滿生命的氛圍。

慶賀生命

生命不是只計算呼吸的次數，而是從我們呼吸的那一時刻便開始。失望與無助的生命可以延續很長，但是有貢獻、可慶賀的、希望的生命卻總是覺得不夠。生命本身就是以精神為基礎，相當珍貴的，也常是相當脆弱的。然而，大多數的醫療院所似乎都還是只注意病患的疾病，尋求方法來治療疾病，但是卻沒有為生命留下什麼空間。當我們考慮醫學的治療角色時，同時考量精神層面是特別重要的。雖然今天我們不斷地強調健康的型態，但是我們應該開始注意健康的整體性以及生命的價值。

出生與安寧是醫療照護的兩個主要區塊，此兩區塊已經嘗試地突破過往的治療模式，而改由擁抱生命的角度來思維。消費者的角度重新改變了過去從醫療業者角度思維下所建立的模式，從社區中的草根行動（grassroots movements）開始，包括鼓勵女人自然生產，以及強調安寧療癒過程中的生命尊嚴。出生與死亡是生命中最自然的現象，所有的文化與宗教都會以儀式來標記這些事件。我們可以從生命中學習到很多事情，而人類可以從這兩個事件中學到人類的基本精神。

生產中心及安寧中心有很多相似點，兩者看起來都不太像是醫療化或是制式化的機構；有時候這些中心甚至是一個相當漂亮、溫暖以及具支持性的地方。不止這些中心與其他醫療機構給人的感受不太一樣，就連在部門中時的態度也與在其他部門中時不同。最近去一家醫院外科部探視我的朋友時，因為我想要去透透氣，但是又不想讓我的朋友單獨一人留在病房內太久，所以我便問了護理人員關於可以喝咖啡的地方，而該位護理人員指示了我一條往自助餐廳方向的長廊，但是我記得這個方向好像關閉了；因此我必須藉由急診室旁邊的投幣機區域來購買咖啡。但是後來該名護理人員終於回想起該院的生產中心裡，有一免費的咖啡吧，所以建議我去哪裡取用咖啡。這樣的一來一往的詢問過程讓我的心中起了很多疑問——為什麼這種服務並不是提供給所有部門的病患及他們的訪客？

雖然在最後這個世紀的十個年頭裡，我們已經開始了解了療癒的精神，但是我們未來還有相當長的路要走呢！

神聖與宗教

所有的宗教都會在傳教的過程中融入療癒的活動，從祈禱到驅邪的方式都有，也包括提供信徒去體驗自身信仰的處所。我不是宗教使者、派別長老或是崇拜者；但是我生長在一個虔誠的羅馬天主教家庭中，也一直都在天主教學校就讀。在過去，我曾經當過安寧照護的義工，跟醫院的牧師一塊兒工作。但是我發現人們與神之間的關係是具有相當多的層面，特別當人們的生命遭受威脅時更是顯得強烈。雖然每個人的宗教、虔誠度以及信念不同，但是我發現當一個人或是他所摯愛的人遭受到病痛、死亡或是生命的威脅時，令人驚訝的是，每個人都會有相似的需要。在病痛時，我們沒有尋求宗教，但是我們經歷了與神之間的互動，即使對於那些沒有宗教興趣或信仰的人來說，也都會在病痛的時候來尋求內心的平靜。在本章剩下的部分將著重於討論如何建構神性處所，但是非從宗教的角度切入。

神性處所（Sacred Places）

在我們探究如何建構一個神性處所之前，首先必須要思考一下人們對於神性、和平、慰藉、情緒舒坦的概念，以及這些概念與神之間的關係。大多數的宗教都是可以協助人們來實現自身的需要。我發現當人們對自己的宗教有相當程度的熱誠時，便可以從宗教及傳教者身上來獲得舒坦及療癒效果。我也看過一些人們沒有信仰，在面對死亡與病痛時所產生的孤單感、矛盾衝擊，以及混淆的感覺。同樣地，當人們生活在與他們信念不合的世界時，或是拒絕與他們家人擁有同樣的宗教時，都會產生不安的感覺或是罪惡感。療癒環境希望可以為所有身心受創的人提供慰藉。Elisabeth Kubler Ross 發現，「人們基本上是不容易被改變的，對於死亡來說仍然是件令人害怕的事，也害怕死亡會發生。害怕死亡是一件很自然的事，即使我們對於死亡有不同層次的認知。」

祈禱及告解

「語言是一種心靈的歌，藉由腦部處理後的表情。祈禱是一種心靈的歌，它來自片刻的熱情，可以完全不考慮世俗的價值觀或接受度，盡情做最內心的表達。祈禱可以最接近自己內心的聲音，因為心可以知道那些還未發生過的事情，因為這些想法還沒有被實現。」（Hammerschlag，第 30 頁）

在「療癒世界」一書中，Larry 博士費盡了極大的努力進行科學實證研究，嘗試了解祈禱及告解的療癒效果。他的書中以雙盲研究提出有關祈禱力的數據。他證實了幾世紀以來，有關宗教以及古老信仰的存在性，即使那些祈禱者或告解者並沒有像西醫治療方式一樣，而是用一種特別的方式來進行，但是人們總是可以獲得療癒效果以及內心的平靜。祈禱與告解可以讓一個人舒服安心，對人類的免疫系統具有正面的心理作用，也可以影響我們體內胺基酸、情緒分子，以及增加腦內啡（endorphins）來支持我們的免疫系統。

我們常常認為祈禱可以提供人們希望，這是一種可以讓心靈達到平靜的方法，或是產生安寧效果的簡單方法，現在科學研究更證實了祈禱的力量與價值。在「成功的生物學」一書中，Arnot Robert 博士與我們分享其中幾個研究的例子。他說，「在科學期刊論文中的三百個有關精神方面的研究報告中，美國國家衛生研究院（National Institute of Heath）發現有 75%的研究顯示，宗教與祈禱對於健康有正面的影響（Arnot, p.193-201）。」研究發現有祈禱的人比沒有祈禱的人，呈現較佳的健康狀況，包括減少用藥，以及減少心臟衰竭發生機率。Arnot Robert博士更進一步引用戴蒙醫學院（Dartmouth Medical School）的研究指出，當一個人對於宗教信仰非常虔誠時，會比那些沒有宗教信仰的人，在健康恢復狀況快三倍之多。這個研究發現，當一個人花較多的時間於宗教信仰活動時，他們的喜悅與滿意度相對地增高。

祈禱對我們來說是好的，它可以克服壓力、降低心臟跳動率及呼吸數、降低腦波並且可以放鬆肌肉。祈禱也可以提供我們改善自身狀況，並且協助我們做需要的改變。早晨告解可以讓我們計劃一天中所要做的事，午間祈禱可以讓我們想一想我們在做什麼，而晚間冥想可以讓我們回想一天中所做的事，並對於一天中所發生的事情心存感激，並且可以想一想明天要如何做會更好。

祈禱或是告解對每一個人來說，並不見得都是那麼容易的，特別是當一個人有相當的情緒存在時，如身體有病痛、震怒及充滿怨恨時，這些情緒常見於訪客或是病患在面對醫療事件時。而在這個時刻，祈禱或告解更是顯得需要的，而具有支持精神的療癒環境對於這些狀況也是有幫助的。一個可以讓家人安靜地聚在一起的地方是能夠讓彼此都感到舒服，而大自然環境能夠讓人不要那麼專注在病痛上，甚至一座令人凝神的花園也都可以提供人們內心的平靜。

除此之外，祈禱可以讓我們感到愛，我們也可以與祈禱者之間來進行溝通與互動。對於祈禱者或被祈禱者雙方來說，這個過程都是具有正面的利益。我們的目的不是要去解釋祈禱或是告解的價值，因為這些早就有文獻資料可以說明；相反地，我們的角色在於提供一個可以讓人們祈禱的環境，並鼓勵人們多做祈禱。這並不是只有提供多一點的牧師以及告解室就可以了，而是要發現一些方法來鼓勵人們祈禱，即使是在急診室或是加護病房等地方，都是可以進行祈禱的。

當我們的情緒是如此的筋疲力盡，或是忍不住想哭泣時，我們應該要如何來鼓勵人們進行祈禱呢？當我們從心電圖螢幕上聽到一聲聲的嗶聲響起時，會覺得如此的空虛，並多麼希望這不會是我們想到的最後一刻時，我們要如何來進行祈禱呢？我們常常需要被協助，也有些祈禱工具可以來幫助我們祈福。任何一個宗教都有一些讓人們祈禱、求福的工具，如念珠、祈禱珠，以及符咒等等。當一個人的心靈以及身體被情緒困住而動彈不得時，這些工具都可以幫助我們達到祈禱的境界。我們的療癒環境必須要協助病患來接觸到這些重要的祈福工具。

迷宮是一個古老的行徑通道，但是可以成功地協助一個人祈求。迷宮有一個起始點，一個終點，但是其間過程的路徑是不清楚的，除非當你走到該處。迷宮與迷陣（maze）不同，迷陣主要是要欺騙搜尋者；而迷宮就像是生命本身，在路途中，沒有人知道他們將往哪裡去，但是有一天一定會被引導到生命核心。在迷宮中走路是很舒服的，通常會讓人想要告解及祈禱。最早的一種迷宮設計始於古希臘，而最常被仿造的是法國沙特爾大教堂（Chartes Cathedral）的大理石鑲花地板。

要協助病患及其家屬，特別是那些正面對相當難熬的人們，迷宮已經變成很多醫療院所喜歡採用且受用的工具之一。進行思考（thinking）不一定需要去走迷宮，但是在走迷宮的過程中，一個人必須要隨時保持警覺性，因此走迷宮變成一種可以同時降低心智運作，以及加強警覺功能的活動，使得走迷宮的過程成為行走式的告解或祈禱。迷宮象徵著一種信號，即代表我們經過時間與經驗的通道，而迷宮路徑中的轉折，即代表著人生旅程中可能經歷的過渡期、改變、慣例以及自然的循環，但只有一個路徑可以引導我們走到中心點。迷宮讓我們知道行走在路徑中的每一定點，沒有一段時間或是努力是白費的，而每一個腳步，即使是來回經過，都會讓我們越來越接近核心，但最終一定會走到目的地。其實走迷宮不是只有「達到目的地」或是「做些事」的收穫而已，亦可以將我們的身、心、靈間做一完整的整合，以達到祥和的境界。

事實上，迷宮活動是可以如此地成功將人類的身、心、靈結合在一起，我也認為迷宮是每一個醫療院所的基本要素。幾乎沒有什麼機構有額外的空間來建構迷宮，所以要發現一個大空間來構築一個可行走的迷宮確實是一大挑戰。在我最近的一個計畫案中，與我一起工作的夥伴 Sandra Wasko-Flood，她是一位藝術家及迷宮的設計者，幫我介紹了各式各樣迷宮種類及設計可能性，包括用花崗石造景的大型戶外型迷宮，到擁有聲、光、色、味的室內迷宮。Sandra 還幫我設計了一種桌上型的迷宮，可以放在我們的告解室中。為了要幫助人們了解迷宮，Sandra 設計了一種漂亮、牆壁式的迷宮，可以藉由轉動手滑輪來進行圖像式迷宮活動。

療癒水

水是一種療癒的精神元素，長久以來已經是文化與生存的核心。古人尊敬水，也有人為了取得水而發動戰爭，水也被融入很多的宗教典禮及儀式中。水可用來清潔、淨化及使人們舒適。當然水也常以很多不同的面向來出現，從狂風暴雨、到反射顏色與光點的平靜湖面都是。水在我們環境中扮演著一種強大的力量，能夠被使用，也能夠恢復疲勞，所以水具有療癒的特性。

我們在療癒環境設計中，進行建構神性處所的討論時，必須要加入對水的概念介紹，才會使得療癒設計趨於完整。水被尊稱為生命的泉源，是所有創新理論中最普遍的概念。很多人覺得文明起源於海洋，在基督教洗禮中所使用的水係起源於埃及儀式、希臘淨化，以及神道（Shinto）、儒家（Confucian）、印度教（Hindu）等的沐浴習俗中。在復活節裡，水被用來洗禮，也被用來作為心靈再生的工具。生命泉水的祭祀方式，係起源於井水及泉水的傳說，有時候與奇蹟有關。即使是在今天，我們還是可以聽到很多有關於活水能夠治療病痛、返老還童，以及恢復視力等等的傳說，就如同發生在法國露德（Lourdes, France）的奇蹟一樣。雖然我們不再如璜・彭斯・狄・雷翁（Juan Ponce de Leon）一樣要去找尋「青春之泉（不老泉）」（fountain of youth），水仍然是一種有利於療癒的象徵，並且在醫療環境中是一種受歡迎的解放元素。水具有吸引、撫平以及放鬆的作用。

典禮及儀式

典禮、儀式及符號都是我們的文化核心。儀式常常扮演文化與宗教間的橋樑。舉例來說，聖誕節對基督徒與非基督徒來說，其在解讀耶穌誕生的意義性是不同的，但是聖誕節慶典仍然在我們的生活中扮演著相當重要的意義，甚至是一個節日里程碑，並且象徵著我們是一個完整的個體，而最重要的是這個節日豐富了我們的人生。沒有儀式，我們的生活會喪失深度，並且個人價值意義也會開始變得模糊。我們從孩童時期就開始學習儀式，包括從我們父母、家人所舉行的生日慶祝會、洗禮、成人祝典、家庭節日，以及一些很多其他的典禮儀式。這些活動組成了我們真實的人生，並且永遠與我們同在。但是我們文化的核心常常會與西方文明產生衝突，因為西方文明總是要我們把感情、情緒、生理反應放置一邊，去解釋每一件事情現象，而不是去證明真實。

當我們內心的認知與外界科學描述產生衝突時，我們便會變得較不易相信、較不容易反應情緒，以及不容易去表達我們自己。Hammerschlag 針對這種衝突做了以下的陳述：「當我們把自己從精神層面切割出來時，那麼我們在處理願望及實現真實的自我時，便會顯得困難（第 27 頁）」。在這樣的衝突下，儀式會變得僵化、重複性，而我們便會變得空洞，而開始渴望可以獲得精神層面的支持來豐富我們的生命。「藉由儀式，我們可以嘗試去分離本身的理智面與無理智面，讓我們發現值得注意的問題。」儀式可以引導我們藉由哭泣來觸碰我們的精神特質。「在這樣的引導下，我們可用另一種新的方式來看世界、來成長、來做自己生命中的英雄、來將傷痛轉為明亮、來清除傷害我們的垃圾。簡單來說，我們可以自由地感受真實的生命。」

我是一個天主教徒，在每年的聖灰星期三（四旬日的第一日）時，會在儀式中在懺悔者的額前灑灰。對我來說，這是一種重要的儀式，提醒我關於我生命的生死。經過一季的贖罪及悔改，四旬日對我來說是一個讓我在生命的旅程中停下來思考的時間，也可以帶著我、強迫我去休息片段，即使只是一個片段時間，但是可以幫助我去了解生命，並且找出生命重要的意義。在大多數重要的宗教中，如猶太教的贖罪日，也有相似的儀式。

我們的生命是充滿各式各樣的儀式，如慶祝出生、結婚、以及悼念死亡。在這個國家，我們也因為有各種不同的種族背景及宗教，因此會接觸到很多各式各樣的儀式。但是，當我們面對一生中最大的健康需要時，醫療環境卻常常無法將人類情感與儀式、精神做一連結。醫療人員對於發生於急診室、加護病房或是病房的宗教儀式常常感到不舒服，但是這些儀式能夠讓病患及其家人的心靈產生平靜感覺，這是連最先進的醫學知識與技術都無法做到的。

有一些文化，如美國印地安原住民及東方的文化，常常將病痛的療癒與精神儀式視為同義字，因為對於他們來說，療癒依賴信念。傳統的西方醫學只有尊崇治療的模式，也就是說把疾病視為一個主體，將這些外在的起因移除即可。傳統的醫學也有它的儀式，雖然這些儀式與我們所說的精神層面是不同的。傳統醫學儀式中有很多是與衛生（如洗刷）及白顏色（如面罩及外科手術服）有關，而每一個疾病主體也都是與醫學既定的步驟程序有關，但是如果您信任醫學的話，那麼也會有助於醫學療程的進行。「假如你對藥品及外科手術都抱持著相信及接受的態度，而不要去懼怕它們，那麼藥品及外科手術也會產生相當不一樣的效應。人體的生化學在情緒不同的情況下會有很大的差異，恐懼及焦慮會阻礙治療，而且身體的化學物質與正面的感覺有關。」（Achiterberg，第 4 頁）

療癒的環境必須要重視精神的信念，並且可以利用文化與精神儀式來做情緒的表達。我的婆婆是一位癌末血友病患，有一次進了急診室，醫護人員為她插上呼吸管，希望可以讓她舒服一些。為了滿足她的精神需求，我們請了一位牧師來作臨終前的禱告，希望讓我婆婆得到精神上的舒適。我的丈夫、公公、牧師及我都留在婆婆身邊，當時只有一個立方的簾幕將我們與其它的急診室病患隔開，而這樣的空間就成了我家人與婆婆在生命中最重要的一刻，我們擁有我們自己的禮拜空間。醫師對於我們的出現感到不悅，也不允許我們擁有這樣私人的空間來與我們的摯愛親人相處。在這樣短短的儀式進行過程中，醫護人員們無情地介入醫療行為、討論，而阻斷了我們儀式的進行，根本無視於我們的存在。當牧師向醫師們要求留給我們短暫的片刻來為我的婆婆禱告以及道別時，醫師很堅持地告訴我們——「你們這樣做，她會死掉的！」但問題是，有什麼比她能夠死在自己家人及牧師身旁的狀況更好呢？基本上，我們的醫療環境必須要同時兼顧人們在精神以及醫療兩方面的需求。

鼓舞精神層次的儀式常常會利用各式各樣的信號來讓我們的五官感受到，包括利用薰香、鈴聲、吟誦、音樂、聖像、彩色玻璃、祈禱輪、祭服、祈禱木、神毯、雕像、特殊食物、聖餐，以及按手祝福等方式進行。藉由我們的五官感受，可以讓精神達到人性核心的最高境界（見第五章）。我們的精神象徵，不管是宗教或是文化，都可以尋求信號來協助我們祈禱／告解、平靜與舒適，並且讓我們從世俗境地達到神性的境界。儀式及信號也可以釋放我們的壓力，但是卻常常在療癒的過程中被忽略或是被視為次要。以下這段美麗的小詩篇可以來幫助我們、提醒我們了解生命的重要性：

儀式

可以幫助我們進入心中的神性空間，可以光耀我們人性的核心，是治療、連接及超越自身的無形力量，是在生命的生理及心理路程中，連結及支持社會性的具體表現，是一種可以脫離原始、思考及行為的老式方法，協助人們往新的生命模式邁進的儀典，是寧靜內心深層的溝通、慶典、祭典及場合，是所有社會上賦予生命意義的、豐富的以及秩序的方法，是療癒的殿堂。

～Jeanne Achiterberg

神性的處所

傳統上，我們認為具有神性的地方包括教堂、廟宇、清真寺、猶太教堂及神社。教堂及告解室通常是大多數的醫療院所中常見的標準配備。在美國文化裡，我們常常會有很多不同的文化禮拜，因此需要創造一個多元的空間。這些空間中有一些是寧靜的房間，可以讓家人在必要時團聚一起來彼此慰藉、支持；而有一些空間則是漂亮的教堂，有彩色的玻璃，並且是大到足以符合各式各樣的祈福活動需求；另外，還有一些空間有非常漂亮的設計，具有實質的鼓舞作用。但這樣的空間常常是位於一家機構中的偏僻區域，或是被認為是休閒活動，因此有時候甚至只有當一機構有剩餘的空間時才會納入空間規劃。

實際上，僅利用一個空間實在是很難滿足一個社會性多重的文化與精神的需求，因此，除了教堂區之外，如在創傷區、急診室、外科手術等候區，或是加護病房、重症病房等區域，也都可以就近提供安靜的諮詢室來供病患或家屬來使用。這些空間可以提供人們在進行討論複雜醫療問題、對死亡困惑不安，或是有意願進行器官捐贈的情緒議題等等，因為這些議題的討論不應該是在公眾的空間，而是應該選擇在一個可以讓人自在地哭泣、大叫或是發問的安靜、肅穆空間。告解室、教堂以及諮詢室不可以與其他的空間共用，因為告解室、教堂等地，必須是一個可以祈禱及進行宗教活動的安靜空間，並且可以定期的提供有宗教以及社區的需要，也應該可以提供給沒有特別宗教信仰的人在有需求時來使用。

教堂、禮拜堂、祭壇以及告解室等等是最受人們歡迎的形式，可以依個人的需要來做一些不同的設計，來反映出我們生命精神層次裡最重要的需求之一。一個地方之所以具有神性，並不是因為這個地方是神聖的，而是因為這個地方對人們內心來說是重要的，並不一定需要有所謂的教堂、禮拜堂等等的稱謂才算。當進行手術的前一晚上，當大家聚集在床邊進行祈禱時，我們就創造了一個神性的處所。假如我們站在花園或是湖邊進行祈禱或是告解時，我們也已經創造了一個神性的空間。有很多機會我們都可以來創造神性的空間來進行精神活動。以下就是一些考慮精神層面的需求時，可以適時地融入打造神性處所的建構理念與基本元素。

建構神性處所之檢查表

1. 提供賦予精神層次的環境支持，必須要辨別出精神需要的真實性，並且了解其對療癒的重要性。
2. 創造一個可以包含多元精神層面的地方。所有的信仰需要都應該被支持，包括可以接觸到所有宗教的儀式活動。
3. 精神層次常是與大自然有關的，包括在花圃、水景、天井、窗戶及光線中，都可以發現寧靜。
4. 協助病患與家屬間建立精神層次醫療的觀念與態度。
5. 發展隱密、可祈禱／告解，以及人們可以發現自我的專屬空間。
6. 提供精神工具，包括在急診室及告解室。尊重一個人的需要，並允許人們隨身攜帶聖像，以及／或是人們的空間存放其他的精神物品，並且尊重人們對於這些精神品的神聖性。
7. 發展及提供一個精神層次的活動，包含祈禱、聖經閱讀、精神禮拜、神學網絡，並且讓禮拜堂牧師參與。提供適當的地方來進行告解活動，來促進員工、病患及訪客間的互動。
8. 提供多元的神性處所，以提供人們進行祈禱及告解的空間，舉例來說，寧靜的花園、水景、步道迷宮、告解室、追悼室，以及諮詢區域。
9. 慶祝生命。規劃藝術及文化活動，包括生動的娛樂活動，如音樂會、小丑劇、舞蹈、季節音樂等等，都可以反應出信念與精神需要。發展及提供辦慶生、節慶、宗教慶典以及文化活動的空間。
10. 支持病患的家屬，讓他們有機會可以表達他們對精神層面的需求。

11. 尊重病患的尊嚴及對隱私的需要。提供病患私人、安靜的空間來討論問題。

以生命整體來說，設計一個空間來支持人類精神層面的需求，是可以化解科技所帶給人的冰冷感覺。一個真正的神性處所必須要超越醫療的需求。療癒環境無法抹滅人會死亡的事實，但是它可以改進生存的品質，即使當時我們必須要面對死亡。在設計一個神性處所時，我們一定要記住 Dr.VictorFramkl 在「尋求生命的意義」（man's search for meaning）著作中提到——「人類不會因為遭受病痛而被毀滅，但是會因為不知道生命的意義而被毀滅。」我們的療癒環境必須要提供病患神性的片刻，人們才能夠真正去體會生命的意義，即使在最煎熬的時間裡，這些都是必要的。

我們需要教堂、禮拜堂，或是告解室來祈禱，才能使得讓我們更接近上帝嗎？在幾年之前，我的小女兒問了我一個問題，她說：「媽，如果我覺得坐在樹林會比坐在教堂時更接近上帝，這樣子是不是錯了？」她說出她對於自然的感受。對她來說，坐在馬背上會讓她覺得一切都是完美的，而葉子及湖畔反映的美也會讓她有著同樣的感受。她各訴我在這些自然的景象中，她可以感覺到上帝的存在。感覺上帝存在的方法因人而異，在那個下午，我們彼此分享了在精神層面的際遇，即使這些不是發生在教堂或是修道院，或是與神職人員在一起；而是一個 11 歲小女孩與她的媽媽在廚房裡的談話。任何地方都可以發現精神元素的存在，我們也可以在生命中的任何一個角落中發現。了解這些現象便可以助於我們創造真正的療癒空間。

chapter

10

整體設計——不只是裝潢

他只投資建構那些不實用的空間、
旋轉廳、萬花筒式的內部設計，以及多變化的場景；
而漸漸地，他的想法變得越來越不實際了。
——Robert Musil, The Man without Quality

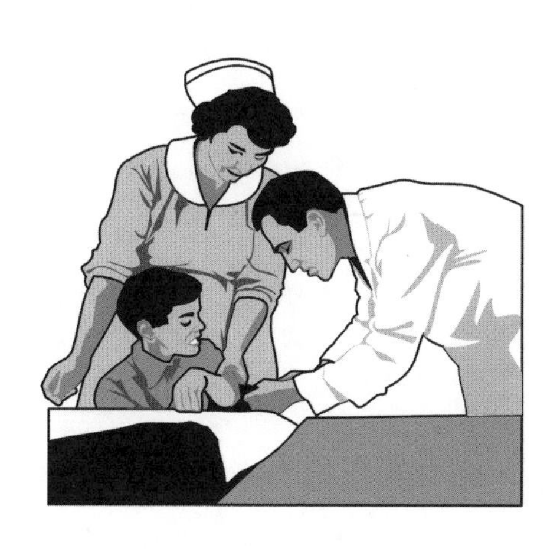

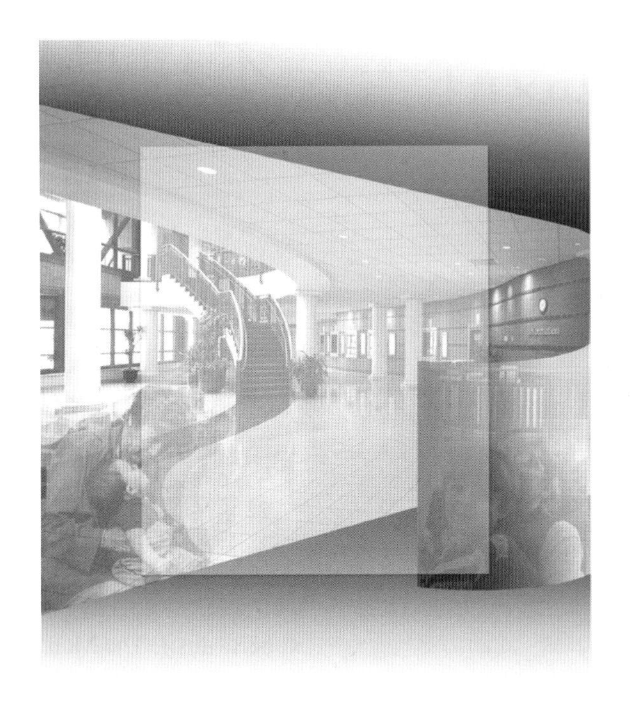

如同整本書一直以來所闡述的意念一樣，建構療癒環境不應該只是簡單地讓一個地方好看、暖和、有包容力、安全與健康。真正的療癒環境必須要從身體、心靈以及精神等層面來設計。療癒環境能夠被比喻成如同身體一樣，當我們可以藉由五官感受來提供舒適及愉悅的經驗時，那麼身體的療癒便可以獲得超脫。心靈的療癒包括因為了解而不害怕，以及啟發人們進而掌握自己；而精神療癒更藉由從自然中發現樂趣以及超然的寧靜。真正的療癒環境可以藉由整體設計的過程來將不同層次的療癒元素建構出來。

設計生活，為什麼不考慮身體的律動、感覺以及慾望呢？使用者及設計家需要知道如何地將這些律動、感覺及慾望融入建築設計中（Franck & Lepori，第 12 頁）」。整體設計會考慮人們的習慣，包括病患與家屬如何使用空間，如何在停車場停車，以及如何往返兩處，這些都可以降低醫療院所原本所帶給病患及家屬的壓力。整體設計係從病患的角度來思考問題，包括光線與電視是否能夠被控制？服務處及辦公室位置是否適當？病患或家屬如何取得衛教品？環境是否可以激勵家人去陪伴他們所愛的人？

即使把舒適的家具及地毯等設計融入就醫環境中，但是如果病患還是被強迫坐在忙碌、被冷落的迴廊中去等待看診或進行醫療服務時，那麼還是無法為病患減輕心中的壓力；就單單以多幅掛像，也是不足以來建構一個舒適的醫療機構。一個具有療癒功能、支持性的環境必須要融入各式各樣可以讓病患放鬆的設計。

到底什麼是療癒設計？應該是長什麼樣子的呢？

在探究身體、心靈、精神等層次的設計理念之後，我們發現我們自己仍然在找尋療癒環境的樣子。Franck & Lepori 在「建築從內而外（Architecture Inside Out）」一書中，很巧妙地將建築與人體做一比喻：

> 根據身體力學來設計的建築，可以協助各式各樣體型、需要

及慾望的人們來進行各種活動。像在廚房水槽下內建踏板的話，可以協助小孩轉動水龍頭來取水。公園裡設置輕便、可移動的椅子，可以讓人們在春天時坐在陽光下，在夏天時坐在陰涼處，也可以讓人們有機會獨自、成雙或成群地坐著。而具足夠寬度的岩架、窗台或是牆壁，可以讓人們休息扶坐著。適當的扶手／欄杆、座台、或是牆壁高度，可以讓人們依靠。在公寓門口旁邊的牆上接上小的陳列台，可以讓你在開門的時候，讓手上的包包有地方可以擱置著。裝置在操場邊的蓮蓬頭，適當的高度可以讓最高壯的棒球手來使用。建築只要做一些改變，便可以支持人們在一生中所進行的各種活動。

身體有各種體態與體積，而且在功能上也有很多不同的表現。但是一個人不是只有自己本身進入到醫療院所來接受治療，還會有家人，以及愛他的人們一起進入到院所中，除了病人之外，這些人也需要適應醫療院所的環境。

整體設計

如同身體一樣，整體設計不只是身體的皮膚、骨頭以及靜態意念的設計，也不只是個性、思想以及能量的設計。它會不斷地改變、生存、移動，甚至有時還被醫療專業人員及建築設計專家認為是一種障礙及負擔，這與我們所習慣的身、心、靈方面的舒適感是有所不同的。從這樣的角度來看，醫療與設計常常忽略追尋這種生命力的感覺。從醫療本質來看，醫療是要支持療癒的功能，而建築是用來為人類活動來提供遮蔽與支持。設計專家對於影像意念的表達相當專業，常以各式的風格、形式、顏色、光度、質地來表現，甚至任何時尚的趨勢都可以利用影像意念來應用於醫療院所的建構中。

利用意念（Intent）來設計

就像一個小石子掉入池中會引起的漣漪一樣，所有的設計不管好壞都會對病患的健康及福祉產生很大的影響。在我的職業生涯中，了解這個事實是一個很重要的課題之一，這個事實也花費我很多年的時間去領悟。一直到現在，我仍然不斷地提醒自己、我的夥伴、員工、顧客、契約人以及子契約人等等，關於這個事實的重要性。每一個設計透過材料與塗飾的組合後，都可以對病患及員工的心理產生影響。牆壁的顏色、藝術品、光線以及地板材質等等，也會影響病患及使用者的感受。舉例來說，粗糙的地板可能會讓護理人員在協助推病患輪椅時，會比在其他材質的地板上更加吃力，而且病患的感受也會較不舒服。

令人混淆的循環走道設計及空間規劃，也可能引起人們對於未知的恐懼、增加壓力，進而影響一個人的認知感受。設計與材質也能夠影響病患的情緒，設計者及顧客所認為複雜及引人注目的藝術品，可能會對一個有壓力的訪客產生沮喪的感覺或是具有傷害性的。等候區中間接照射光線可以幫助訪客覺得放鬆，而直接的光照可能會讓人們緊張。

療癒環境真的存在嗎？

我在設計方面所受的訓練，就如同很多一般的訓練課程一樣，只是單純的「設計」而已。好的設計在形式、顏色、材質、規格上都必須取得平衡點。課程教育通常教導我們去教育顧客懂得欣賞高品質的材質與設計。曾經有一次，我將無把手的椅子以及塑膠薄板融入一個設計樣品中，到現在我仍然可以感受到當時一位老師看到我的作品時的反應，那是多麼讓我感到困窘。雖然功能性的座椅規劃是我們專案中的重要條件，但是對一個癌末病患使用者來說，身、心、靈需求更顯重要，但是我卻沒有將癌末病患的真正需求列入首要考量。

在很多有關設計的期刊、獎項、書籍中，設計家不斷地在發掘設計的奧妙。在他們的建築與設計的書本中，到處充斥著華麗的照片，以及設計專案的描述。他們以藝術專業的角度描繪著，小心翼翼地點綴空間與裝飾，然而真正在使用這些空間的人們，卻在真實的世界中被忽略了。這些書籍使用一個個專業術語，並且談論著如詩篇般的設計理念。大多數的設計世界就像是在爲國王、公主以及宗教牧師所設計的，但是在眞實的世界中，設計專業還是要回歸一般大眾的角度來設計，尤其是在醫療照護的領域裡。

在「醫院室內設計（Hospital Interior Architecture）」（1992）一書中，Malkin 呈現了超過450幅有關醫療院所的設計圖，這些都是一些著名的公司為在建構醫療環境時，相當優秀的作品。這是第一本專門為各式醫療院所在室內設計方面所出版的一本書，並且為讀者引進開創「療癒環境」的觀念。在「醫院及健康照護機構的新方向」（new directions in hospital and healthcare facility design）（1995）一書中，Mile & Swensson 也提出很多有關醫療照護設計專案，主要介紹健康照護設計的趨勢，並且提出設計對醫療照護的影響。在這兩本書中，都嘗試突破了在傳統上，建築與室內設計刊物所強調的建築本身之潮流趨勢，相反地，這兩本書討論醫療院所建築對病患健康的影響，並且闡述了健康設計的時代趨勢。

療癒環境設計的概念始於1988年，健康照護設計研討會中Wayne Ruga所呈現的創作品。在1989年，健康照護室內設計期刊（Journal of Health Care Interior Design）報導該年研討會的使命在於：「挑戰自己來創造健康照護機構，是為了支持療癒、促進病患健康，而身為設計家的我們來說，可以利用正向、知識面來進行協助這樣理念的達成。」而今天，這個研討會的使命內容比以往更加延伸，包括利用實證研究來證明醫療環境設計與增進生命機能的相關性。Ruga不斷地再精進設計專業，將其融入療癒及健康的觀念。

Ruga帶領一群健康照護設計者、機構管理者、醫師、臨床人員，以及產業的夥伴，一起來探究設計醫療院所的新方法，希望可以達到這個學會的使命。Ruga啟動一個年度的研討會，介紹一些創新的設計手法、一些傳統的設計手法，以及一些較極端派、較具爭議的設計手法。研討會也包括健康照護夢想家的名冊及住址，如 Bernie Siegle、Patch Adams、Leland Kaiser 等人，這些人都是機構設計專家、芳香治療專家、音樂治療專家等。

健康照護設計的研討會以及其他相關的傑出團體在現今已經開始蓬勃發展，就像健康設計中心（Center for Health Design），就是一個相當傑出的論壇，與很多機構及團體共同合作來進行有關健康照護設計的研究計畫。在這些研究計畫中，最有名的包括與貝克中心（Picker Institute）進行有關病患滿意度與環境相關性的研究計畫，其他如與約翰霍普金斯大學（Johns Hopkins）的合作計畫裡，也嘗試從現有的資料庫中，來找出影響病患癒後結果的影響因素。健康設計中心的研討會及其他研究計畫都已經提供很多醫療機構的設計者，一些新的設計手法來支持我們所深信的理論，即設計可以影響病患療癒的能力。這些方法提供設計者及醫療業者去了解他們的設計對病患可能產生的正面結果。

健康照護論壇（Healthcare Forum）期刊也是在健康照護設計創新領域中的領導者。早在 1991 年，健康照護論壇的九／十月份專刊中，就完全刊載以療癒環境為主體的文章。在該期的期刊中，健康照護設計領域的領導者們嘗試提出療癒環境的概念。Roger Ulrich 在「設計如何影響健康（How design impacts wellness）」一文中指出，一項關於病房視野對病患康復與住院天數產生正向效應的研究。這個研究激發了其他關於環境影響療癒過程的研究。在同期文章中，Ruga 也呈現一篇文章，篇名為「重新思維健康照護設計（breakthrough thinking in healthcare design）」，本文嘗試激勵我們去檢視設計對於療癒環境的效應，並建立設計與療癒結果間的相關性。

在同期期刊中，Leiland Kaiser 也寫了一篇名為「醫院是一個療癒的處所（the hospital as a healing place）」的文章。在該文章中，Kaiser指出，「醫院是屬於經驗的企業，所謂高品質的病患照護概念是主觀性的，也可以接受驗證的；而客觀的面向即是臨床的效果。不管是主觀及客觀面向都應該被融入病患每一次所接受的照護之中。療癒導向的健康照護理念必須要整合科學與精神概念。用於病患疾病治療的科學方法可以與病患的精神層面去結合。這就是所謂的療癒的環境。」

Weber接著提出「Planetree」照護模式，此係強調以病患為服務核心，並且邀請病患成為照護團隊中的主動角色。Planetree 照護模式已經被應用在單一的病患照護單位，像舊金山的加州太平洋醫學中心（California Pacific Medical Center）也曾將此照護模式應用在整個醫療機構中，又如位於康乃迪克州拿塔山谷（Naugatuck Valley）的葛瑞福醫院（Griffith Hospital）亦有實施此模式。

Planetree 照護模式已經廣為被採用。我們自己最近在維吉尼亞州的哈瑞柏鎮（Harrisonburg）建構完成的短期留駐中心（Short Stay Center），便是利用這個以病患為核心的理念模式所建構的。在這個設計中，我們與社區、員工以及高階董事會不斷地進行溝通，共同來發展一個結合室內與室外的療癒環境，並可以滿足哈瑞柏（Harrisonburg）鎮上社區居民的需要。我們的設計涵蓋了衛教病患、健全家庭、賦權病患等的新觀念，也包括了社區及醫院機構的參與。在開業一個月之後，我隨著一個家庭經過一處連接新（即短期留駐中心）、舊機構的迴廊時，聽到該家庭中的一位小男孩在踏進新機構（即短期停留中心）時所說的話。他說，「哇，我們還在醫院裡嗎？」這時候我知道我們已經成功地完成我們的目標了。這個設計到現在為止還一直被訪客、病患及員工視為療癒環境中的重要元素。

即使在療癒環境的概念被正式提出之前，很多具創意及敏感性高的設計家便已經設計過所謂的療癒環境了。前迪士尼大學的院長暨創意思考學會主席 Mike Vance，是一位相當有創意的設計者，曾經爲迪士尼工作，也曾經與 Frank Lloyd Wright 一起旅遊過。他說過他最棒、最創新的設計，是在參加韓戰位於前線時，為自己所住的帳棚進行內部設計。他說那時候他所設計的帳棚，所呈現的設計讓他覺得有種舒適、活著的感覺，所以他把這個帳棚稱為「心中的鞋盒（shoebox for the mind）」。

在這個專屬於 Vance 的帳棚中，有他從雜誌上剪下的圖片，也有家裡寄來的信件、照片、細線、色紙及錫箔等等。Vance 用這些物品來佈置帳棚，而在每天戰役結束後，匍伏地爬進帳棚中。在帳棚中，Vance 並不會因為下一個戰役而感到害怕；相反地，他背靠著帳棚躺著，看著圖畫，想像並回憶著過往的種種。我想 Vance 的帳棚設計雖然無法為他贏得設計獎項，但是的確是他最成功的療癒環境，因為那個帳棚是 Vance 在面對壓力的環境下，仍可以讓他覺得舒服的地方，並且讓他雖身處戰場上，仍可以免於戰爭的恐懼。整體設計的基本元素應該是可以讓人們免於醫療世界所帶給人們的恐懼與不確定性。

在過去的三十年裡，Joseph Parimucha 已經爲超過 300 家健康照護機構來規劃及設計。身為本世紀最受人尊重的醫療照護建築師之一的 Joseph Parimucha，提到了他所認定的療癒設計的價值。他說，「在二十年前，假如屋頂不會漏水、手術室不會因為乙醚而爆炸，這樣的醫院設計就已經算是夠好了；後來，好的設計還強調要對員工設計具功能性、可近性，以及較短的行走距離。而今天，好的設計係指整體設計所強調的不止是病患的身體，還有醫療機構對病患的情緒及行為的影響，這樣的設計對於病患的療癒結果以及經濟效益來說，都會產生極大的影響。」Joseph Parimucha 說療癒環境必須要從內而外設計，就像療癒過程一般。我已經看到 Joseph Parimucha 曾經為了設計對病患及員工最有利的環境細節與人據理力爭。舉例來說，就窗戶與窗景的設計而言，Joseph Parimucha 就曾說「窗戶不只是要能夠打開而已，它可以讓病患與員工看到自己的生命之窗。」

田納西州曼菲斯市（Memphis）的聖周迪兒童醫院（St. Jude Children's Hospital），則是 Joseph Parimucha 所經手的眾多醫院設計案中的其中一個個案。我們最近接到一位孩童時代曾經在聖周迪兒童醫院（St. Jude Children's Hospita）中住院的病患所打來的電話。這位病患說，他想要特別謝謝 Joseph Parimucha，因為 Joseph Parimucha 設計了一個這麼美麗的機構。該位病患說，雖然他現在已經瞎了，但是他的視覺記憶中，所存在的最後一幕景象之一，就是在聖周迪兒童醫院（St. Jude Children's Hospita）的情景。這個故事員實地說明了療癒環境的價值。

在我自己爲健康照護機構進行設計規劃的職業生涯中，我嘗試尋遍了我覺得真正對於整體設計有貢獻的設計師及設計公司。在 1980 年代，我閱讀了幾篇討論艾迪貝克（Elerbe Becket）建築公司的作品，並且深深為它們所獲得的設計獎項所吸引。艾迪貝克建築公司的作品包括梅堯診所體系（Mayo Clinic）的建築設計，而後來很多設計的思維都來自於這個以位於明尼波尼斯州（Minneapolis）的母公司建築設計圖作為參考依據。艾迪貝克建築公司的建築案並不像我所熟悉的醫院設計案一般，相反地，艾迪貝克建築公司融入新的設計元素、有趣的尋路指示、可與家人共處的場地，以及令人愉快的水景等等，所有的元素都可以用來支持使用者身、心、靈的感受。

那個時代，在一個健康照護會議中，我有機會與艾迪貝克建築公司的總裁暨執行長約翰・航特（John Gaunt）談話。約翰是一位令人尊敬的健康照護建築師及設計家，他給了我們一個令人印象深刻的開場演說，道出了一個專業設計師的熱情，以及珍視病患人性的一面。約翰述說當初他是如何從拜訪一個新院所的實際感受，讓自己從只是一個建築設計師蛻變為一個療癒的設計師。約翰之前買了一付新的太陽眼鏡，這付眼鏡是雙聚焦的鏡片，他也是第一次使用這樣款式的太陽眼鏡。當他正在讚賞地板的美麗細工設計時，因為無法適應地板高、低不同，因而摔了鼻青臉腫。這個設計案因為約翰的摔跤，使得華麗的地板喪失了它原有的尊貴與榮耀；而這樣的設計是由當時約翰非常欣賞的設計師所設計的。在聽完約翰的講演之後，我了解到艾迪貝克建築公司在整體設計方面的設計哲學。我後來加入該家公司，並且成為明尼波尼斯州（Minneapolis）地區的室內設計建築團隊中的領導者，我個人覺得相當地幸運可以跟約翰一起工作。

身為健康照護設計論壇（Symposium for Healthcare Design）以及之後的健康設計中心（Center for Health Design）委員會的一員，已經使得我有機會見到其他有名的健康照護設計者，包括 Anshen+Allen 的 Derek Parker、Jain Malkin Interiors 的 Jain Malkin、Earl Swensson and Associates 的 Earl Swensson、Hanson Lind and Meyer 的 Tony Torrice 以及 John Lind、Cynthia Leibrock，以及便利街（Easy Street）的創辦者 David Guynes。這些人以及其他很多人都對我在療癒環境的思維有著深深的影響。

David Guynes 就是「便利街（easy street）」的設計發明人，也是後來為大家所熟知設計「獨立廣場（independence square）」發明人，在療癒環境設計的領域中，他也是最偉大的、最有貢獻的人物之一。David Guynes 爲職能與復健醫學所設計的「便利街（easy street）」案，顛覆了傳統醫療復健的醫療模式。典型的復健部門，特別是在醫院中裡，通常只是規劃一個大型的、開放性的空間，而其中有著各式各樣的復健設備。我曾經聽到一位病患敘說著一個復健室就像「…一個中世紀的拷打室。治療中的病患通常隨著指示的步驟移動身體，來進行被要求的動作，但是他們常常不知道他們自己在做什麼，也不知道為什麼他們要做這些動作。」

獨立廣場（Independence Square）的精神在復健室中再創新的生命，利用社區場景作為主要大道，有雜貨店、街道、十字型轉門、雜貨架子、自動櫃員機、車子以及巴士等等來做造景。在華盛頓首府的國家復健醫院中，將首府建築以及喬治城中那些吸引注目的街景列入背景之中。Guynes 所設計的環境不僅吸引人，也包括在身體與情緒方面的治療。所有的設計元素是為了刺激病患在他們自己的復健過程中，改採取較為主動的角色。舉例來說，車子場景提供病患練習上車、下車，搬運雜貨等等的機會，也教導病患在他們所生活的地方活動。在雜貨店中，病患再次學習到如何在雜貨店中買東西，包括從架子上取下罐頭、放在磅秤上等等動作，這些都可以協助病患在離開醫院之後回歸正常、主動的生活環境中。

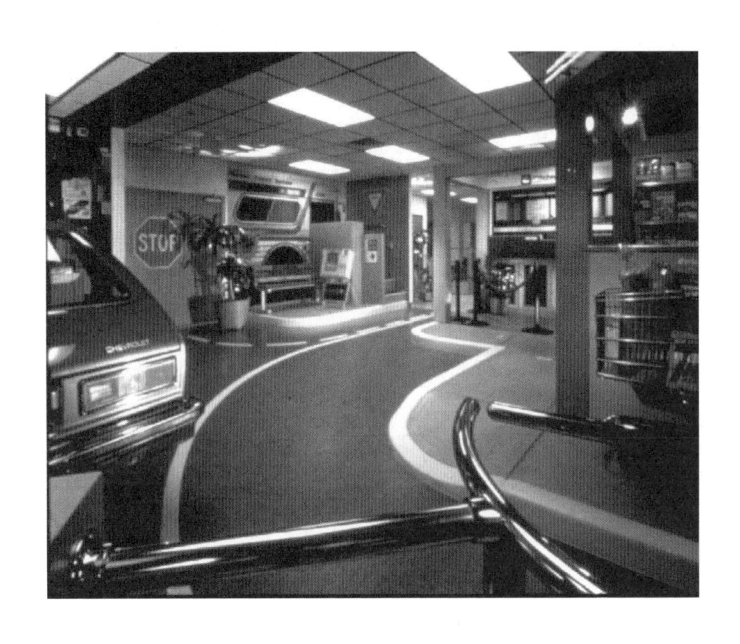

Guynes 及 Patricia Moore 不斷地去發展這些很棒的環境設計理念，而這樣的概念也已經被延伸應用於孩童的照護模式上。他們針對孩童所設計的「復健 123」模式，則是包含了與實物大小一樣的棋盤遊戲，而小孩可以在這裡做他們最拿手的事情——就是玩耍。在復健 123 治療模式中，不只是提供小孩子玩耍的空間而已，並且鼓勵小孩撥電話、爬坑道、過橋、走石頭步道、與動物相處，以及遊戲等等來進行物理治療。Guynes 的設計捕捉到環境可以用來激勵帶點惰性的人們，促進人們恢復健康。在美國、日本及歐洲，Guynes 已經完成了超過 200 多種的復健設計療癒設計，並在物理醫學界產生了重大的影響。

Harry Loukes是另一位特別的設計家，專門為小孩設計療癒環境的專家。Loukes是一位教育展示設計家，也是麗特瑞克（Little Rock）城鎮的阿林瑟斯兒童醫院（Arlansas Children's Hospital）裡，一位專門爲小孩創造歡樂的名匠。從被丟棄的雕像以及拮据的預算中，Loukes 將設計結合了音樂、教育、幻想。舉例來說，在天井前庭大廳中展示出他所創造的小生物，藉著神奇動力、和著音樂，驅動滑稽的車子等場景來吸引觀賞者。當初這個偉大的作品是為了聽了一家醫院執行長 Leland McGinness 曾說過的一句話，因而產生的作品。因為 McGinness 說：「如果一個小孩不想活，那麼他或她一定活不成了！」因為這句話，Louke 決定要為這些住院的孩童們來找尋生存的動力。這也使得阿林瑟斯兒童醫院（Arlansas Children's Hospital）變成一個可以獲得希望及自信的地方。另外，Louke 也創造了一個三層樓高的動力幻想雕堡，象徵著精靈世界，這雕堡現就擺在該院大廳中。

我最喜歡 Louke 所設計的作品之一即是位於孩童受虐門診中心，該中心是個專為受虐孩童與施暴者尋求諮商及治療的處所。Louke 爲小孩設計了一個地下坑道，而在這個地下坑道中充滿了一個個可以偷窺的小洞以及潛望鏡，可以讓小孩子窺視成人的世界而不會被發現。在坑道中也有可以把玩的鏡子，可以讓小孩子以新的角度發掘不同的自己。所有這些設計都是屬於治療的一部分。

Louke說，「最困難、但是最值得的事情就是為小孩子設計一系列的物景後，自己就好像再度回到孩童時代，可以檢視著過往，也可以鼓勵自己尋求驚奇的一面，並且讓自己因為親身體驗不同的型態、顏色、材質、行動／反應而感到喜悅。我們發現的第一個驚奇就是幽默、快樂，以及趣味，而這些都是相當美好的記憶。」小孩是特別的，他們有完整的生命在前頭等著他們。沒有人希望看到小孩子病痛或受傷，而一個負面的醫院經驗會使得之前已經療癒完的傷，在很久之後再次復發疼痛。這個道理我早在身為一個年輕媽媽時便知道了，因為當時我自己的女兒在醫院住了二個半月，期間她經歷了股骨斷裂、臥床等經驗，而她所忍受的痛並不是醫療，而是設計。因為整個暑假她都只能待在醫院的病床上，無法到戶外去，也無法打開窗戶，更不能跟她的朋友、天竺鼠或玩具玩。再者，伸展床並不合適她，而且醫院遊戲室也有諸多限制，甚至連放在她床邊的食物餐盤她都搆不到。醫師通常不會與小孩討論病情，所以在進行例行性的治療時，就像是把一具身體置於病床上來處置一樣。因此在住院後，我的小女兒對於醫療產生恐懼，也害怕她自己可能永遠都不會康復了。對我們家庭來說，那幾個月就像是過了幾年一樣，並且在我們心中留下疙瘩，以及對醫療世界的恐懼。

孩童的療癒博物館

我被邀請去重建德州韋科（Waco）城鎮的希葛瑞斯基督教醫院（Hillcrest Baptist Medical Center）的兒科住院中心。這是一個很典型的重建案。我與該醫院已經有多年的合作經驗，也曾經幫助重建各式各樣的部門，因此與該醫院業者相當熟識。在我們第一次見面時，我帶著醫院業者瀏覽過去所有專案執行的狀況，包括專案的需求、時程以及預算。但是該院的婦幼服務部主任希望能給孩童們更多、更好的服務，也就是給孩童一個真正適合他們使用的環境，並同時給予孩童與孩童家庭一個可以共同歡樂及支持性的環境。

在這個初次的會議後，我花了整個週末在韋科（Waco）城鎮來研究當地小孩的活動。在那時候，我發現韋科城鎮在當時是一個蠻悲情的小城，正設法從大衛教派（Davidian）慘案歷史中復原，那也是我對這個小城的第一印象，因為這個小城似乎缺乏很多有趣的活動，而住在韋科城鎮人們的主要娛樂地方是在達拉斯市（Dallas），而韋科城鎮當地並沒有給人什麼太多熱情的感覺。我懷抱著希望上了一部當地的電車，但是令我非常驚訝地，在這趟電車之旅中，我發現了韋科城鎮有相當吸引人的一面——電車跨越一座1885年建造的歷史吊橋，也在幾個地點做了停留，包括動物園，裡面有猴子、水族館以及非洲射擊場。另外，我們也停在遊樂場、Dr. Pepper 博物館、德州運動廳（the Texas Sports Hall of Fame），以及德州騎兵博物館（Texas Ranger Museum），除此之外，我與家人在海邊共渡了夏天，在海上揚帆、騎摩拖遊艇。我發現韋科城鎮其實是一個相當值得驕傲與慶賀的地方。

「韋科，一個社區」——這樣的想法給了我們對兒童醫學的創新設計思維，我們決定從孩童的觀點著眼，將兒童醫院設計成像是韋科城鎮中的大道景象，把長長的迴廊設計成是電車在韋科城鎮上行走路徑，用地毯做成電車通行的路線通道，並且把每一個房間變成停靠車站，另外，迴廊的牆壁則作為韋科城鎮的地標外觀，把電梯大廳變成售票亭，以吊橋來連接各站，以光纖纜線來裝飾。當這個設計案慢慢進行時，孩童、家人及社區的人們也都加入參與這個設計案，因此這個孩童醫院不再是一個令人提心吊膽的地方了。

好的療癒環境設計

影像（image）是重要的，它可以讓人產生印象，而第一印象可以驅動市場，行銷公司非常了解這個道理；但是病患對醫療院所的第一個印象卻是一個永遠也解不開的謎。當設計變成療癒環境中的一個重要元素時，那什麼樣的設計才對呢？好的設計是包含一組良好的燈光、美麗的藝術品、舒服的家具以及豐富的塗飾嗎？當然設計者會斷然地告訴你療癒環境比上述這些要求都還要多，但是什麼對療癒環境來說才是好的設計呢？

健康設計中心〔the Center for Health Design，是非營利組織單位（https://www.healthdesign.org）〕在每一年都會舉辦設計競賽，而競賽標準包括該作品（專案）是否對療癒環境可以創造生命力、創新度、美學價值，以及建造的可行性等等。這些標準勝於只是影像，而最後病患則是裁判者。

在大多數的案件中，醫療機構的設計案包括設計公司如何將它們的作品讓醫院管理者所接受。在最佳的狀況下，是由醫院管理者讓各部門的員工依服務病患的醫療工作需要，來提出實際具體的建議。病患的需要、慾望與需求常常會由別人來為他們解釋，因此幾乎很少有設計案會讓真正的使用者，也就是病患，來同時參與整個設計過程。

因為病患幾乎很少抱怨設計；即使會，也傾向忽略它。畢竟病患沒有其他的選擇機會，因此缺陷的設計是很少被質疑的。

但是，在管理式照護的競爭時代下，病患有機會選擇，而且醫療業者也面臨了競爭的壓力，使得設計變成了另一項意涵。在今天，醫療院所公關部門常涉及院所中的設計過程，而這種現象在十年前是很少見的。公關部門會敘述社區狀況，並且告訴設計師關於該社區的樣貌；但是醫療公關與設計師通常很少直接去傾聽病患的意見。就某種程度來說，醫療業應該向零售業或娛樂業一樣，但是醫療機構的設計卻不是市場導向的。一般來說，零售業或娛樂業都會直接取材、就教於消費者。

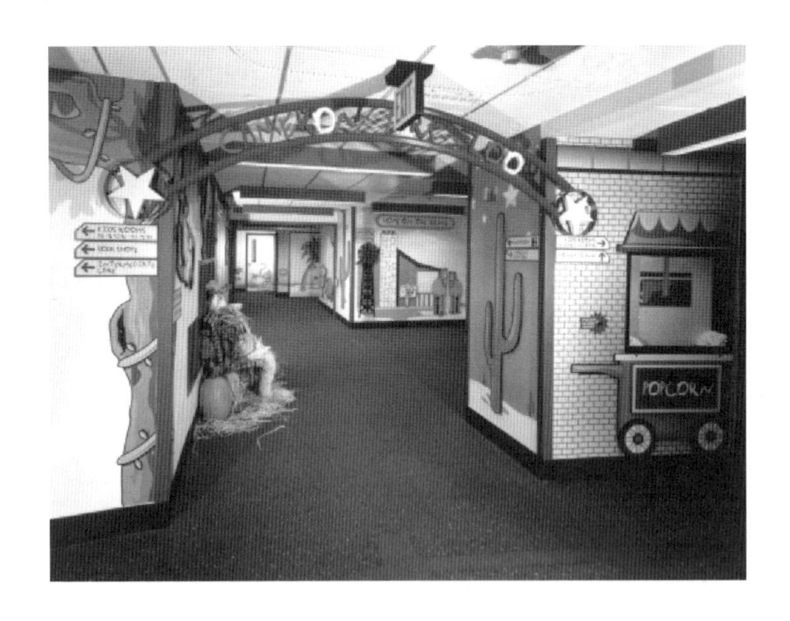

向零售業看齊

零售業界已經清楚地明白，經營的成功不能只是靠商品，還需要仰賴服務品質來爭取消費者，並且同時注意自己產品的存在價值。對於零售業來說，形象（image）是關鍵，產品本身根本無關乎吸引性。

有很多書本、學校以及專案完全致力於這種形象行銷策略。商店的設計、行銷策略，以及設計有吸引力的產品等等都是塑造成功產品行銷的重要手段。

醫療機構只有現在才開始慢慢領悟到這些行銷理念，再者，醫療管理者在傳統教育上也缺乏這方面的訓練。如果醫療業能夠妥善地利用這些技巧，便會從中獲得很大的益處。因此，以零售業為思考依據，那麼我們應該如何讓我們的顧客可以更方便地停車，然後進入室內建築中呢？有多少餐廳或商店以「方便停車」或「免費停車」等措施來吸引顧客？我們的入口看起來吸引顧客嗎？我們機構的第一印象讓人覺得溫馨及友善嗎？顧客感受得到我們所提供的服務嗎？病患及訪客是醫療服務的顧客及消費者，他們應該得到如同零售顧客般的友善對待。

一些較進步的機構已經與零售夥伴形成團隊，並將零售業的行銷策略帶進醫療業中。舉例來說，奧勒岡州本德的聖查理斯醫學中心（St Charles Medical Center）與瑞茲卡東旅館暨飲食集團（Ritz Carlton Hotel & Food Service）組成合作團隊，希望改造醫院的伙食服務。旅館業樂於加入醫院，而醫院業者現在正應用旅館業的觀念於醫療服務中。聖查理斯醫學中心的總裁兼執行長在這樣的合作經驗中發現——食物變好吃了、顧客抱怨變少了，員工也享受了一個愉悅的工作環境。

我的客戶之一，維吉尼亞州漢瑞森堡（Harrisonbrug）的羅克京紀念醫院（Rockingham Memorial Hospital）也對飲食服務做了類似的改變。最初，病患的食物餐盤是由餐飲生產線所製作，而生產線係為生產線人員依據醫護人員的食物指示來製作病患的餐盒。後來，羅克京紀念醫院不再使用這樣的生產線來製作病患的餐盒，改而採用一種新的「零售」模式來製作病患的食物。在這種新模式中，食物製作員就像是餐廳服務生一樣，他們必須要先查房，檢視適合病患的菜單後，再拿著點菜單回到廚房製作病患專屬的餐盒，最後送回病房給予病患食用。

當該院開始啟動這樣新的病患餐盒製作模式時，管理階層認為成本以及所需要的員工可能會增加；但是結果發現，在真實的情況中，不但成本降低，而且食物也較不浪費，並且所需的工作人員也較少。除此之外，餐盤製作員工的工作滿意度也較高。除了改變這些工作人員在傳統上的穿著外，對於可以實際參予病患照護的工作而不是只著重廚房事務的角色，使得這些餐盒製作人員也感到滿意。最重要的，這是對病患有利的，病患覺得品質提升，而且也更能享受食物。事實上，食物本身的製作並沒有改變，只是服務改變了。

餐廳的設計也反映在新的零售服務模式中，目的在於創造一個好的用餐空間，而不只是一個地下室的自助餐廳而已。醫院的自助餐廳常常都是位於醫院的地下室、緊鄰於烹煮食物的廚房。但是我們顧客的用餐空間卻可以透過多面的窗戶看到遠處美麗的山景。這樣的設計主要反映 1912 年代建築的「藝術與工藝」（arts and crafts）風格，並可以提供各式的座位安排，包括小的個人雅座，到大的開放式空間，以及戶外陽台座椅皆有。

最近一次參觀了賓州彼得堡的馬格利婦幼醫院（McGee Women's Hospital），我非常驚奇地發現該院有一個相當纖細的照護專案，就是在門診診斷及治療專區設計了多個更衣室。在每一個更衣室中，主要以柔和、令人喜愛的燈光、鑲著美麗木鏡的化妝櫃、迷人的帘子，以及有手柄的長座椅等等物品來裝潢。這些更衣室的設計令人印象深刻，那種品質以及隱私性與頂尖百貨公司中的女性更衣室具有一樣的高水準。

在馬格利婦幼醫院（McGree Women's Hospital）癌症中心裡，線型加速儀器設備的檢查入口處更是非常精心地被設計。傳統上，這些區域通常是像墓穴般，這是因為要承受儀器的沉重框架及結構上的需要，而病患也需要穿過一個深的入口才能到達加速室。在這個過程中，病患必須要獨自地經歷整個流程，包括躺在儀器上、執行，然後離開，而全程只有一個麥克風可以讓病患與技術員對話。這樣的情境對大多數的病患都是恐怖的經驗。但是在馬格利婦幼醫院中，該院設計一個「返馳走廊」系統，這樣的系統可以敏銳地偵測到病患走在深隧長廊內部的狀況，在廊道中的裝潢，有迷人的藝術作品、花朵以及適當的燈光。這些設計效果可以讓病患在面對科技儀器設備時不再有太多的壓力。

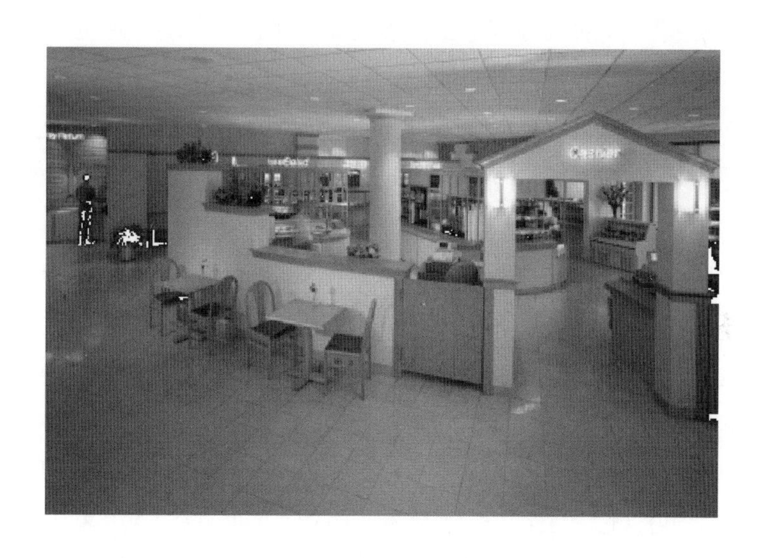

零售業界也成功地從消費者觀點來移除必要但是看不到的效應，舉例來說，海特瑞景斯旅館（Hyatt Regency Hotel）的走廊從不會放置任何閒置的設備、亞麻類供應品、垃圾或是食物車，諾德斯東百貨（Nordstrom）的各個商品店面也不會放置長的、鏈型的報紙架。在「諾德斯東百貨的經營守則（The Nordstrom Way）（1995）」一書中，Spector & McCarthy 指出零售成功之鑰，他們說，「在一家商店中有的是擺設、設計、陳設物、令人舒適的用品以及商品，這些是屬於消費者服務的另一個面向，也就是諾德斯東百貨的風格。諾德斯東百貨喜歡讓消費者在他們的商店中有一種『可回憶的經驗』，這種處理與大眾間感受的設計，可以為所有業界上了一課。」在「諾德斯東百貨的經營守則」（1995）一書中，也明白地對成功的設計提出建言：

> 諾德斯東百貨的商店設計，強調促使消費者可以循環式地逛完整個商店內部。諾德斯東百貨設計各部門的坐落位置，使消費

者可以容易地了解這個百貨公司的全貌。諾德斯東百貨將窗戶設計成面對著停車場、車庫以及百貨公司入口，因此即使顧客在停車時都可以被內部景象所吸引。同時，諾德斯東百貨商店中也有足夠的座椅、高品質的光線、大的試衣間、寬廣的走道，以及休憩區。舉例來說，鞋店的座椅係以提供顧客一種居家舒適感受的長椅為主，這種椅子的椅腿及椅臂是較高的，而且椅墊較為堅硬，這樣可以讓顧客較容易地坐下與站立。

諾德斯東百貨中的商店塑造出一種形象，就是人性化的商店，呈現一種無時間性的、舒適的、溫馨的邀請印象。「那應該是一種可以立即享受到的舒適感，看起來很棒而且感覺也很棒，不管是今天或是明天。你會有一件最喜歡的西裝或是領帶，而我們希望成為你最喜歡的商店。」諾德斯東百貨商店努力地營造出一種歡迎顧客的形象，從1970年代晚期就已經提供這樣舒適的環境，並且總是留意著顧客是否感到舒適。諾德斯東百貨不斷地挑戰商店設計的傳統想法，希望滿足時代的變遷以及消費者的品味。

醫療機構也應該將這種敏銳度用在對於病患的渴望上。醫院的自助餐廳應該能夠看起來且感覺起來像是在街坊的餐廳一樣，而病房也應該能夠具備像一家優良旅館般地高貴品質。醫院的大廳也可以如旅館大廳般地吸引人與令人舒適，門診治療與診斷中心能夠像精品店一樣地體貼入微。我們可以從零售業界學到很多成功的經驗。

向娛樂業看齊

如同零售業一樣，娛樂業也常借由提升消費者的滿意度，以及提高對消費者的吸引力來達到它們的訴求。舉例來說，迪士尼樂園利用魔法來做「正向的分散注意力」效果，使得訪客感到歡樂，並具有娛樂以及教育效果與功能，希望可以排除訪客在冗長隊伍中排隊的煩悶。Dr. Roger Ulrich 也利用這樣的分散注意力效果在醫療機構的使用者身上。不管是 Ulrich 的研究，抑或是迪士尼的技術，都是可以提供醫療機構在創造愉悅及功能性的環境時可以參考的依據。

在迪士尼未來世界（EPCOT）主題樂園中，「健康生命樓閣（Healthy Life Pavilion）」結合了科技、娛樂以及教育的功能。這些大帳棚提供有關人類生理及醫療科技的知識教育，包括告訴訪客關於人類出生過程、X 光線的作用原理，以及免疫系統在人類體內的功能。不像在教室中上課一般，訪客可以融入於愉悅及娛樂性高的環境之中，並不會覺得自己是在學習，而這樣的經驗可以鼓勵人們主動地了解自己並且改進自身的健康。

想像一下，其實醫療設計也可以仿效迪士尼的設計概念。假如迪士尼可以創造出虛擬的世界，來讓訪客覺得他們自己就如同置身在外太空中、時光倒流機、熱氣球或是變成一顆膠囊來進入人體時，這樣的娛樂效果應該也可以應用在線性加速器（linear accelerators）、核磁共振儀（MRI）、電腦斷層掃瞄（CAT scans）、碎石手術（Lithotripsy）、內視鏡、麻醉、手術、康復等過程，來降低病患對醫療處置的恐懼感。科技能夠是兼具振奮性的、教育性的、娛樂性的，並且賦予生命力的感覺。

在虛擬真實的工具中，如電腦科技、walk-throughs 、fly-bys 以及機器人等等，我們能夠創造一些可以反映真實世界的虛擬環境，而磚塊、灰泥、壁紙以及地毯等等不會再只局限於建築及室內設計中。療癒環境是一種新的眞實境界，最有創意的設計家就是能夠改變我們對於真實的感覺，並且能夠真正地改變人類的生活。讓我們一起創造以病患為核心、創造病患正面癒後結果的時代，並且扮演主動的角色來協助並支持醫療機構的運作。

整體設計強調整合上述的所有建議，來為使用者創造及設計更好的療癒環境。雖然設計可能是相當主觀性的，但是希望設計師以及療癒環境的使用者，在應用整體設計概念下，共同為設計一個良好的療癒環境為目標。以下列出一些對病患有益的設計原則，並且對整體設計的特性做一總結：

為整體身、心、靈來設計

整體設計就如同療癒過程本身，必須要對身、心、靈整體有敏感度。整體設計可以讓使用者慢慢解開對環境之謎，包括環境的型態、路徑、光線以及陰影。環境可以呈現出各式各樣的氣味、聲音、材質、視野與品味，讓人可以歡喜地體驗，並且具有掌握力。一個療癒的空間可以提供人們訊息以及權力，來讓人們克服及面對心中的恐懼感。療癒環境環抱了精神層面，可以讓我們找到平靜的感覺，並且讓我們經歷了一種健康福祉的感覺。

為社區社會性來設計

設計應該以人為核心，並且符合病患所居住社區社會文化狀況。舉例來說，居住在鄉間社區的病患可能不習慣花俏的、城市般的塗飾，也不習慣住在城市的環境；但是會習慣鄉間或是農村佈景的環境。

規格

在建構入口、大廳以及房間時，設計師應該要善用人類體型來規劃。建築的大小不應該讓人們覺得有壓迫的感覺或是讓人們覺得自己很渺小。當人們感受到自己渺小、不重要時，這種感覺會毀滅掉一個已經身罹疾病的病患。大的街景能夠是美麗的，並且可以讓人較有方向感，但是在設計上必須要了解病患的真實感受。人們喜歡擁有屬於自己的天地及空間，如果可能，人們都希望擁有一個可以隱藏（保護）他們的屏障。

塗飾與材質

病患喜歡木質、石頭以及其他天然材質的視覺及觸覺感受。人們不喜歡塑膠或是硬邊緣的磨面。玻璃材質會讓人們想要藉由它來看穿事物的另一面，但是玻璃材質若作成磨面材質時，便會失去這種引人注目的功能。人們比較喜歡黃銅的材質勝過於對黃鉛的喜愛，但是大部分的人還是發現黃銅材質對醫療院所來說太過奢華。雖然病患喜歡色彩，但是太過度地使用時，反而會讓人覺得不舒服；另一方面，單色調的顏色可能會讓人覺得無趣，也會讓人的感覺退化。一般來說，人們較能接受暖色系及冷色系平衡調和的色彩。

舒適的家具

家具必須要同時兼顧外觀及使用上的感受，也必須可以吸引人們來使用，並且具有安全性。柔和的線條、較少的堅硬邊緣、柔軟的椅子套布，以及高挑的背部依靠等等都是最好的設計。人們最不喜歡塑膠、高細腿以及硬面的椅子。

曲線與柔和邊緣

對於一個設計師來說，突兀的菱角以及兩角並排的設計是相當棒的，但是對於尋求舒適感的病患來說，這樣的設計便會顯得較不討好。病患通常對以柔和邊緣及曲線來表現的建築與室內設計感到較為舒適，當人們與設計佈景或造物越接近時，這種感覺會變得更為明顯。

柔和的光線

柔和、不刺眼及不過量的光線對人們來說是最好的。桌燈及燭臺的光線最好是由上往下照射。在周圍的燈光照射下，大多數的訪客會感到刺眼、過度的，並且感到不適。我們也應該避免陰影及陰暗的角落，特別與安全相關時，例如從醫院迴廊走到停車場的死角等等。

美麗的物體

病患喜歡欣賞裝飾品及配件裝飾。物品的選擇必須要很小心，因為它們通常有象徵性，並且會影響情緒。應該禁止擺設抽象的藝術品，另外，那些具有衝突性的、奇異性的、複雜的、暴力的、悲傷的、憂鬱的，或是醜陋的藝術品都應該被避免。醫療院所的裝飾品必須是簡單的且漂亮的，如花圃、水景、花、魚以及自然景物等等都可以呈現舒服的感覺。在療癒環境中所使用的藝術品應該與自然景物的形象類似。幽默感也可以適時地來使用在佈景上。

可理解性

病患在不熟悉的地方會感到害怕及壓力。醫療院所應該讓人容易理解，包括入口、通道以及目的地都應該清楚地標示及容易發現。好的尋路指示是最基本的，說明指示的教材應該是可以很容易地取得並且容易閱讀。

提心吊膽的儀器設備

奇怪、不熟悉以及令人提心吊膽的設備會讓病患感到害怕，並且對病患的療癒過程產生負面的結果。在使用儀器的過程中，應該要讓病患了解其所不熟悉的過程。如果無法重新設計或改變儀器設備的狀況時，那麼應該使用正面的分散注意力效果來幫助病患克服心理障礙。

正面的分散力

正面的分散注意力係指任何可以幫助病患減低其心中對於醫療經驗的負面感受。可以簡單地擺設水族箱，或是安排娛樂表演者的到訪皆可。在高度壓力的區域中，建立正面的分散注意力效果是相當必要的。

病患賦權

在病患於醫療院所內就醫的過程中，應該或多或少給予病患一些他們可以感受到、掌控的權力，因此提供病患本身以及其家屬對該環境具有支持性的感受是很重要的。整體設計必須要提供病患及其家屬隱私性、安全性以及尊重的空間。

自然的觀點

病患喜歡陽光、戶外的場景，特別是花園，即使外在的景觀並不是相當地漂亮，但是病患還是喜歡戶外自然的感受。當病患在等待時，窗戶是他們最喜歡的；但是在隱私性方面，窗戶卻可能造成病患的不便。

為生命設計

為生命而設計。提供家人以及病患所需的社會性的支持空間。家人及朋友的愛可以創造出連最新的醫療科技技術都無法達到的療效。

喘息／休息之地

整體設計並無法避免死亡，但是它可以提供生命在過渡期間時，最好的休憩場所。應該在醫療院所內部適時地設置空間，讓人們可以悲傷、諮商、祈禱以及告解。

結論

以現今的醫療機構設計模式，離療癒設計的標準仍有一段距離。很少設計師與他們的醫療業者確實地去了解療癒環境中應該包含哪些元素。我最近參觀了一家新的癌症中心，這個癌症中心獲得一項設計獎項，在建築及設計期刊上發表並獲得好評。這個建築設計非常美麗，有漂亮的燈光、振奮人心的藝術品、華麗的家具以及豐富的磨面。當我們參訪這座建築物時，我們的嚮導向我們提出他的想法，也是病患及員工們共同的想法——他們覺得這棟建築物太冰冷、太硬、太尖銳、令人不舒服，並且使用上相當的不方便。而該中心的管理當局知道了這些抱怨之後，便邀請造景設計師們一起來解決這些問題，而設計師們利用療癒花園的概念來重新改造大廳。對醫院管理者及訪客來說，通常是無法辨別出建築設計上出了什麼樣的錯誤，但是他們卻可以感覺到在這個屬於他們的空間裡，有種不溫馨或是不方便的感覺，當然這樣的設計對於癌症病患來說更是不適合。

對建築與設計專業領域的人來說，這棟癌症中心的確是一棟相當美麗的建築設計，而且大多數的設計師都為這個設計案的主導者感到光榮；但是這樣的設計對癌症病患及家屬來說卻是相當不適當的。最近，一位紐約的健康照護建築師Marty Cohen告訴我，他近期內完成了一項建築案後，他舉辦了三場展示：第一個梯次展示的對象是該機構的管理階層人員，第二個梯次展示對象是專業設計師，第三梯次則邀請社區中的人們來參觀。他非常驚訝的是這三群人對該棟建築有相當不同的感受。

在本書中我們提出很多想法、檢查表、指導原則以及建議來規劃療癒的環境；但是，創造療癒的環境並沒有單一、唯一準則，也沒有所謂的金科玉律。就如個體一樣，每個地方都是不同的，就如同療癒一樣。我們必須要從內在的情感去真正了解人類的需要以及了解設計本質。我用滿心的情感寫完這本書，了解到什麼是所謂的傑出及有意義的設計——那就是可以改善生命品質以及支持健康與創造福祉的設計。設計不應該只是在少數創意者手上的創作品而已。整體設計能夠藉助於友愛人類及關心人類的人們一起來完成。我已經嘗試去傾聽、學習以及分享我從很多設計療癒處所時所得到的經驗、想法、錯誤以及教訓，與給我周圍的家人、朋友、同儕、客戶、照護提供者、病患。

最後，我想要以我在療癒環境設計生涯中，所做的第一件作品背後的故事，為本書做個總結。在我的早期設計生涯中，我遇到一個婦女，她希望我協助她選擇新的帘子。在接受她的請求之後，我被邀請到她家中，我發現她的家裡很暗，沒有任何陽光可以照射進來。當我與她茶憩聊天之後，她告訴了我有關她最近失去先生而想要自殺的感受。因為她的過度悲傷，因此導致心臟病發作，而使得她不得不必須辭掉她的護理工作。她的三個小孩已經長大，並離家很遠，她覺得自己就像是被埋葬在家中，只是在等死而已。

我們從她家中的窗戶開始著手，把家裡頭完全地重新改造成一個充滿陽光、自然，甚至具生命力的地方。我們在屋中放置婦人所喜愛的藝術品以及手工藝品，並且利用明亮的、淡色的以及愉悅的顏色。從此之後，她的生活完全地改變了！婦人開始邀請朋友到家裡來玩，開始到當地學校當志工，並且開始旅行去拜訪她的小孩。她的小孩也開始回家，因為這個家已經變成一個快樂的地方，也有一個快樂的媽咪。這個婦人已經從家中的墳墓裡逃離出來了，在這個屬於她的療癒環境中，她變得比較快樂，也比較健康了。藉由這個經驗，婦人的生活完全改變，我也一樣，因為直到為婦人工作後，讓我體會到環境對健康福祉的重要力量。

療癒環境不能只從現有的設計法則中去發展，它必須要運用我們人性與生俱來的敏銳判斷力，以及利用愛與關懷來打造的一個環境。

整體設計是一個過程，而療癒環境才是最終的目的。

chapter

11

療癒環境之實證研究

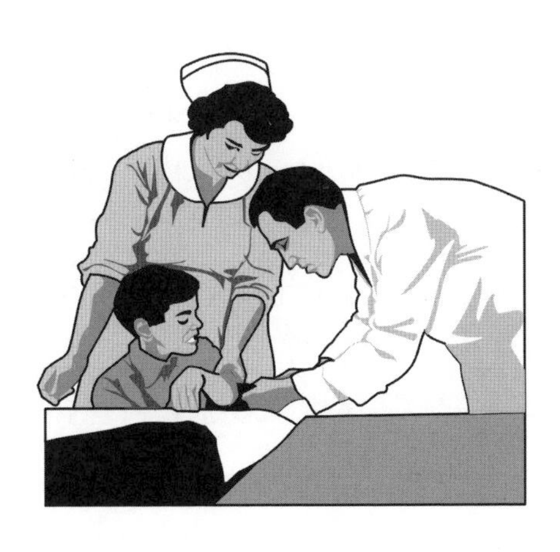

緒論

人口的老化、病患對醫療專業意識的高漲、資訊科技的進步、疾病管理概念的強調，以及病患對療癒環境品質要求增加等狀況下，使得實證醫學與實證管理的概念在近幾年來蓬勃發展並受到相當的重視[1]。雖然截至目前為止，已經有相當多的臨床及行政管理的實證研究，都是藉由分析各類的資料庫所得，但是這些現存的資料庫似乎仍然無法相互串聯，以致於我們無法將健康照護的過程面與結果面作一完整的連貫與分析。在這種缺乏系統性資訊的情況下，對政策制定者、醫療業者、行政管理者、機構設計者、研究者，甚或是病患等等來說，實際地阻礙了知識體在最實質面上的貢獻。實證知識管理可以在制定政策、臨床與行政決策時，確實以改善個人與大眾健康為導向[2]。更重要的是，藉由機構環境改善的原則，管理或設計的介入，以及藉由標竿模式的學習，療癒環境將獲得最佳的詮釋。

療癒環境與資訊（Informatics）的研究

療癒環境在傳統上常從臨床技術及科技資源等角度來詮釋，而從病患及健康照護者的角度來延伸傳統的療癒觀念，並且融入療癒環境的實務經驗時，便賦予療癒環境更深一層的見解，包括利用美學、人體功能，以及安全等因素，來打造一個安全的療癒環境。Saba 在最近的一個研究中指出，在比較 12 個實施 Plantree 照護模式的會員組織，在實施 Planetree 照護模式計畫的前後 12 個月，發現實施 Planetree 照護模式計畫後，整體病患的滿意度提高、病患向其親朋好友推薦該機構的意願提高，以及病患願意再返回該機構就醫的機率提高。另外，Planetree 照護模式落實後，醫療錯誤及院內感染率皆顯示降低。很多機構已經開始採用以病患為中心的療癒研究來探討這些主題。

資訊科技（Informatics）是一種通稱用語，通常用來敘述資料倉儲及資料探勘的過程[3]。健康醫療資訊科技研究（Healthcare informatics research）係指利用資訊科學、電腦科技以及統計模型來發展改進醫療機構績效與病患照護結果的決策支持系統（請見圖 11-1）。

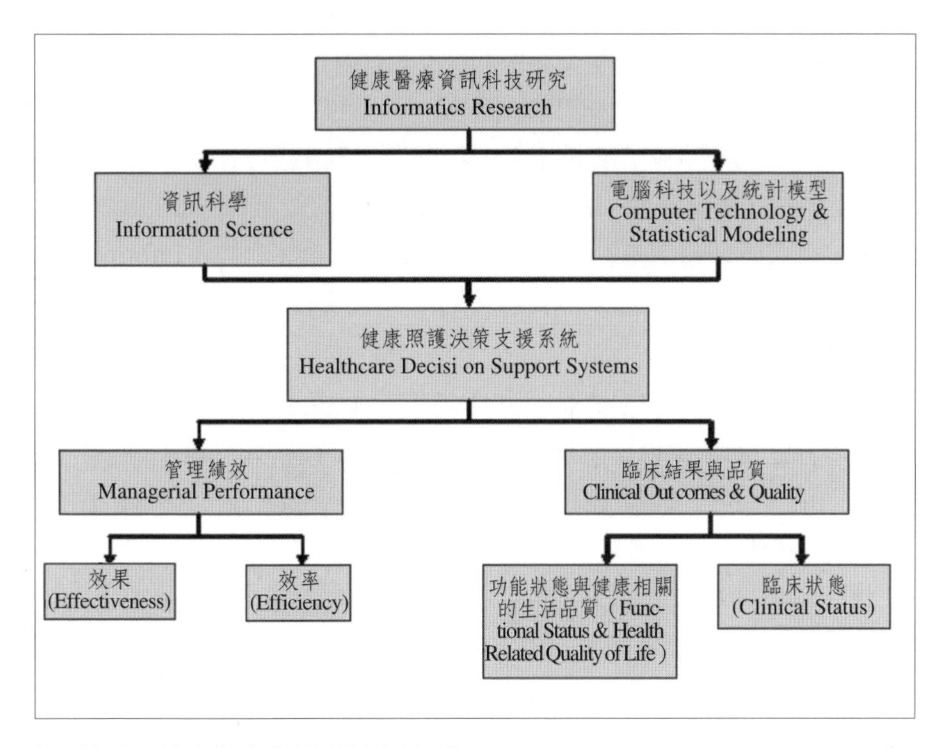

圖 11-1 健康醫療資訊科技研究（Healthcare Informatics Research）

資料來源：改編自 T.T.H. Wan, "Health Informatics Research"一文，發表於 the Journal of Medical Systems, 2006 [4]。

資訊科技（Informatics）的哲理在於以知識為基礎，以及對於實證決策模式的一種認同。在過去的決策過程中，常常只是以猜測或是直覺等方式來進行；但是現在我們可以藉由實證資料的分析，來協助我們進行邏輯式的思考過程，這種轉變便是來自於資訊科技（informatics）在真實生活中的應用。在健康科學的領域中，這樣的例子包括醫療個案事件、架構或支援平台，以及教育等方面，且彼此間都是相關連的。

健康照護機構的設計係反映出病患對醫療需求的第一線。藉著找出對於有利於人類身、心、靈的因子，來融入病患的療癒環境中，並且避免病患在療癒過程與結果中可能產生的不良事件。一個最好的例子便是在2001年，美國所發生的生化恐怖攻擊事件。在2001年9月，美國的Trenton、紐澤西州（New Jersey）、Brentwood，以及華盛頓首府（Washington DC）等地的郵政機構，皆發現了炭疽芽苞菌（anthrax spores）。此時流行病學家面臨了一項前所未有的重大挑戰，因為光是在紐澤西州的郵局，就佔地281,387平方英呎，並且每一班次就有250名員工，每天處理超過兩百萬的郵件物品[5]。而資訊科技（Informatics）在這個時候便發揮了功能，協助找出曾經暴露在炭疽菌環境中的員工，利用偵測、篩選，以及記錄已接受抗生素治療的員工，追蹤那些已被感染的個案，以及死亡個案的分布地點。除此之外，資訊科技（informatics）更可以協助日後進行後續追蹤[3]。美國政府當局並利用地理資訊系統（GIS）軟體來了解受炭疽菌威脅的地理分布，並用來找尋可疑的嫌犯[5]。

資訊科技（informatics）除了在生化恐怖攻擊事件辦案中所扮演的重要角色外，在急性醫療機構也曾經利用資訊科技的技術來協助辨識出具傳染性疾病聚叢（"clusters"）。舉例來說，遭受生化恐怖攻擊事件的受害者，會產生短期的、基因性的症狀，包括在病情惡化前會發生呼吸道病變，但是這種反應通常會被醫療照護者所忽略。資訊科技能夠提供醫療照護者辨別這種具致命性的信號（signal），只要按鈕操作即可[5]。

資訊科技（Informatics）亦可經由與溝通技術（ICT）的結合，應用在慢性病患者身上。利用ICT系統，慢性病患者可以測量出他們的健康狀況、血壓值以及血糖值等等，並且藉由遠距醫療的視訊電話與醫療專業人員談話。這樣的系統不但可以降低照護成本，並且已經被視為一種病患自我管理的居家電訊化照護系統。該系統整合了臨床訊號偵測、自動化排程以及具有用藥提示等功能，除此之外，病患也可以從該系統中讀取衛教資料及每日病歷[6]。類似的系統亦有專為老年人（如 ARAMIS）及為愛滋病患者（如 CHESS）使用的[7]。

除了找出醫療事件外，資訊科技（informatics）能夠作為資訊平台的基礎架構。整合一機構中的所有資料庫可以用來評估該機構的功能設計與療癒環境品質，並且可以分析新的醫療科技在普及性、成本、使用率、衛生政策改革、照護可近性（推論性）、小區域變異，以及特別族群的照護等方面的貢獻[8]。最近，臨床資料庫也已經與督瑞福資訊系統公司（Dorenfest Information System, Inc.）所擁有的整合性照護系統調查資料庫作一結合，嘗試了解資訊整合對照護品質及效率的影響[9，10]。令人驚訝的是，資訊整合與較佳的健康照護結果有關。

資訊科技（Informatics）也能夠協助醫療人員進行病患衛教工作。為了要了解資訊科技在病患教育方面的功能，最近一場醫療會議裡，特別邀請已經將資訊科技（informatics）融入醫療執業運作的醫療專業人員參與盛會，這些醫療人員來自 18 個國家[11]。這些醫療專業人員指出，資訊科技在資料還原、排程以及偵測重複性的處方等方面具有相當的效率[11]。一些與會的專家人士甚至指出，利用資訊科技來發展實證醫學時，即使在忙碌的執業環境中亦可以獲得重要的資訊。

療癒環境的實證研究在美國領土上已經開始發展了，它提供健康照護者利用系統性、科學性、及時性、便利性的方法，來建構一個有利於病患的療癒環境。幾個常研究者所討論的議題，包括：

1. 醫院建築設計對病患照護結果有何影響？
2. 醫院文化對病患照護結果有何影響？
3. 療癒環境對病患照護結果有何影響？
4. 健康照護過程對病患照護結果有何影響？
5. 整體性環境設計方法應用於療癒環境時，對病患照護結果有何影響？
6. 療癒環境能夠緩和病患的精神壓力並且改善病患照護結果嗎？

醫療專業人員之前常常藉由閱讀期刊文章或是教科書來獲得資訊，當然現在更可以藉由網際網路來選擇實證性的證據或是資料，而不需要因為過多的、不需要的訊息而干擾。以下提供一些對讀者有幫助的網站，包括健康設計中心〔The Center for Health Design (www.healthdesign.org)〕、資訊設計〔Inform Design (www.informdesign.net)〕、美國綠建築委員會〔The US Green Building Council (www.usgb.org)〕、Planetree (www.planetree.org)，以及療癒健康照護協會〔Association of Healing Healthcare Association (www.healinghealthcareassoc.org)〕。

療癒環境與資訊科技研究的分析策略

健康醫療資訊科技研究（Healthcare informatics research）係為一具有編輯、分析、模擬資料的系統過程，藉由可觀察的事實或是現象來產生確實性與再現性的結果。進行健康醫療資訊科技研究的步驟包括：⑴建立資料倉儲以進行資料探勘，⑵資料探勘，⑶確認性統計分析（confirmatory statistical analysis）應用，⑷藉由電腦以及資訊系統科技技術介面進行模擬，以及⑸解釋結果並下訂決策見圖 11-2。

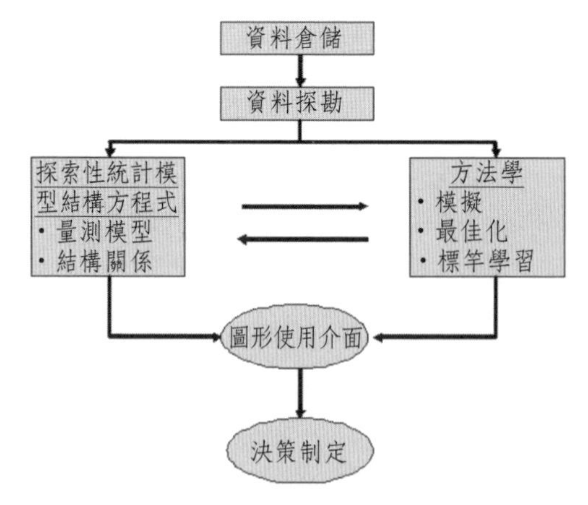

圖 11-2　健康醫療資訊科技研究之分析流程

資料來源：改編自 T.T.H. Wan, “Health Informatics Research”一文，發表於 the Journal of Medical Systems, 2005 [4]。

資料倉儲是在一理論知識架構下的資料系統結構，用來產生有用的探勘訊息。分析者利用多處資料來源進行萃練，以建立一個整合的資料庫。除了持續的維持及更新外，並利用疾病分類系統來分類研究變項。

資料探勘是利用探索及確認統計技術，將大量的粗資料轉譯成對決策制定者有價值的資訊。資料探勘的好處在於：⑴了解照護或服務模式／型態，⑵找出服務輸送過程中的問題根源，⑶剖析最佳的執業模式，⑷建立加強績效的標竿，以及⑸找出可以促進健康照護服務高績效的機制。

在療癒環境與照護結果的相關性研究中，模擬及最佳化方法扮演著重要的角色。研究者應該試著建立分析模型與作業研究的共同介面。圖形使用介面（Graphics-user interface (GUI)）應該同時呈現，這樣模擬的結果才能夠作為臨床與建築設計時的參考依據。

轉譯型研究可以扮演將科學知識轉化成療癒環境設計與評估的例行工作的重要角色。藉由資訊科技研究（informatics research）的協助，醫療專業人員、健康照護管理者以及機構的建築設計師等等，都可以依賴這些實證知識來改進療癒環境設計的功效（efficacy）及效果（effectiveness）。

在資訊及溝通科技技術上最重要的應用，應屬於可以增強療癒環境功能的平台，用以改善病患照護品質。美國醫學會「跨越品質鴻溝」委員會強調在照護起點上，臨床人員與病患的觀點必須要同時地考量，再利用科學知識來決定最後的照護方式[12]。

療癒環境研究的意義性

健康照護體系正往實證領域邁進。健康照護者與機構建築設計師在既有的證據下，可以藉由實際地模擬，來發展有效的療癒環境，更反映出療癒環境與資訊科技研究的正式專業領域。因為整合了多重專業的最佳表現，藉由實證式的知識與決策支援系統，使得健康照護系統的績效表現比往常更好，包括在病患照護品質及療癒環境上皆可獲得改善。在美國，還沒有正式的專業訓練學校系所在發展療癒環境暨資訊科技研究領域，因此未來需要持續利用品質改進的國家級資料庫，作為建立療癒環境暨資訊科技研究的平台。再者，現階段關於療癒環境的功效與效果仍缺乏實證方面的研究證據，這些都是未來我們可以努力的方向[13-15]。

對於醫療專業人士的建議

醫療專業人士應該要重新思維他們在醫療領域的技能，同時必須要體認到療癒環境對病患照護結果的影響。這樣可以協助改善病患安全、降低成本以及增加醫療照護的效果與品質。教育、建立跨領域的健康資訊訓練，以及增設研究課程等等，皆可以改善療癒環境的照護品質，而這些訓練的層次可設定為博士前或博士後教育學歷。而醫療產業領導者如果對研究及教育訓練有興趣的話，更可以進行跨機構合作，以豐富該知識實證領域。

結論

療癒環境研究是一種跨領域的專業，它必須從資訊、認知、管理、建築、室內設計，以及健康科學等領域共同來構築。療癒環境的實證與資訊科技領域已經被視為是醫療照護領域在對資訊科學方面的應用，包括編纂、管理以及執行資料與獲得知識等等，皆是以設計有品質的療癒環境，並增進對於人類身、心、靈有益的治療環境所努力。雖然建立療癒環境的實證性研究是迫切需要的，但是我們深信未來的醫療管理也將相當倚重資訊科技研究與發展[16-18]。而最重要的是由政府相關部門或委員會，促進國家實務工作者與學者進行療癒環境的臨床與管理資料整合研究。這是深入了解療癒環境時的必要步驟，也是提供醫療執業者與建築設計師，在規劃療癒環境設計內容的重要決策依據。而健康照護體系將會因為這些與療癒環境相關的資訊科技研究更加有效地管理，同時促進醫療照護的需要，以及取得所需要的決策支援平台。

參考文獻

1. Wan, T.T.H. Evidence-Based Health Care Management: Multivariate Modeling Approaches. Kluwer Academic Publishers, Boston, 2002.
2. Wan, T.T.H, Connell A. Monitoring the Quality of Health Care: Issues and Scientific Approaches. Kluwer Academic Publishers, Boston, 2003.
3. Kerkri, E.M., Quantin, C., Allaert, F.A. et al. An approach for integrating heterogeneous information sources in a medical data warehouse. J. Med.Systems 25(3): 167-176, 2001.
4. Wan, T.T.H. Healthcare informatics research. Forthcoming in J. Med. Systems, 2005.
5. Zubieta, J., Skinner, R., and Dean, A. Initiating informatics and GIS support for a field investigation of bioterrorism: The New Jersey anthrax experience. Int. J. Health Geographics 2(8):1-11, 2003.
6. Celler, B., Lovell, N., and Basilakis, J. Using information technology to improve the management of chronic disease. Retrieved Jan 30th, 2004, from http://www.mja.com.au/public/issues/179_05_010903/cel10001_fm.html#elementId-1085079
7. Kass-Bartelmes, B., Ortiz, E., and Rutherford, M. Using Informatics for Better and Safer Health (Vol. 6). Agency for Healthcare Research and Quality, Rockville, MD, 2002.
8. Steiner, C,, Elixhauser, A., and Schnaier, J. The healthcare cost and utilization project: an overview. Effective Clinical Practice May/June 2002.
9. Wan, T.T.H., Lin, Y.J., and Ma, A. Integration mechanisms and hospital efficiency in integrated healthcare delivery systems. J. Med. Systems 26(2): 127-144, 2002.
10. Lee, K., and Wan, T.T.H. Effects of hospitals' structural clinical integration on efficiency and patient outcome. Health Services Management Research 15:234-244, 2002.
11. De Lusignan, S., Lakhani, M., and Chan, T. The role of informatics in continuing professional development and quality improvement in primary care. J. Post-Graduate

Medicine 49: 163-165, 2003.

12. Adams, K., Greuberm, A.C., and Corrigan, J.M. 1st Annual Crossing the Quality Chasm Summit: A Focus on Communities. National Academies Press, Washington, D.C., 2004.
13. Cherkin, D. and Sherman, K.J. Conceptualization and evaluation of an optimal health environment for chronic low-back pain in primary care. J Altern Complement Med. 2004;10 Suppl 1:S171-8.
14. Lafferty, W.E. Healing, medical care, and health service organization. J Altern Complement Med. 10(Suppl 1):S141-146.
15. Malloch, K. Healing models for organizations: description, measurement, and outcomes. J Healthcare Management 45(5): 332-345, 2000.
16. Lin, Y.J., and Wan, T.T.H. Creating Values for Health Care Organizations: A Guide to Successful Integrated Care. Yeh Yeh Publishing Company, Taipei, Taiwan,2003.
17. Lee, K., and Wan, T.T.H. Information system integration and technical efficiency in urban hospitals. Int. J. Healthcare Technology and Management 6(1): 452-462, 2004.
18. Wang, B.B., Wan, T.T.H., Burke, D.E., Bazzoli, G.J., and Lin, B.Y.J. Factors influencing health information system adoption in American hospitals. Healthcare Management Review 30(1): 44-51, 2005.

國家圖書館出版品預行編目資料

療癒環境：身心靈的健康照護環境設計／
Barbara J. Huelat, Thomas Wan著；林妍如，陳金淵譯. -- 二版. -- 臺北市：五南, 2019.10
面； 公分
ISBN 978-957-763-615-7（平裝）

1.醫療服務 2.健康照護

419.2 108013720

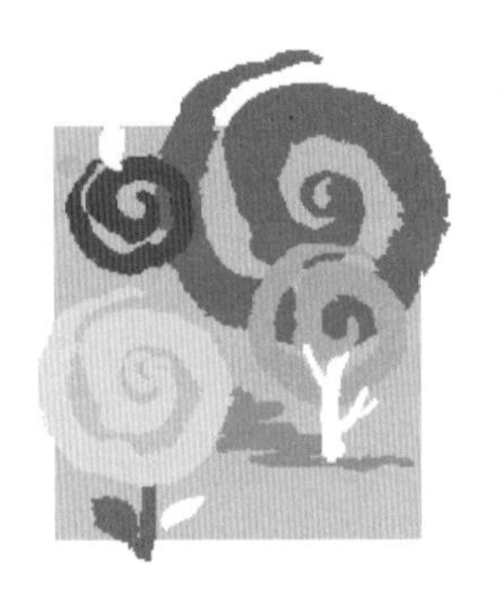

5J18

療癒環境——身心靈的健康照護環境設計

作　　者— Barbara J. Huelat & Thomas Wan
譯　　者— 林妍如、陳金淵
發 行 人— 楊榮川
總 經 理— 楊士清
總 編 輯— 楊秀麗
副總編輯— 王俐文
責任編輯— 黃馨嬅、李秉蔚、許子萱
封面設計— 王麗娟
出 版 者— 五南圖書出版股份有限公司
地　　址：106台北市大安區和平東路二段339號4樓
電　　話：(02)2705-5066　傳　　真：(02)2706-6100
網　　址：http://www.wunan.com.tw
電子郵件：wunan@wunan.com.tw
劃撥帳號：01068953
戶　　名：五南圖書出版股份有限公司

法律顧問　林勝安律師事務所　林勝安律師

出版日期　2007年2月初版一刷
　　　　　2019年10月二版一刷
定　　價　新臺幣400元

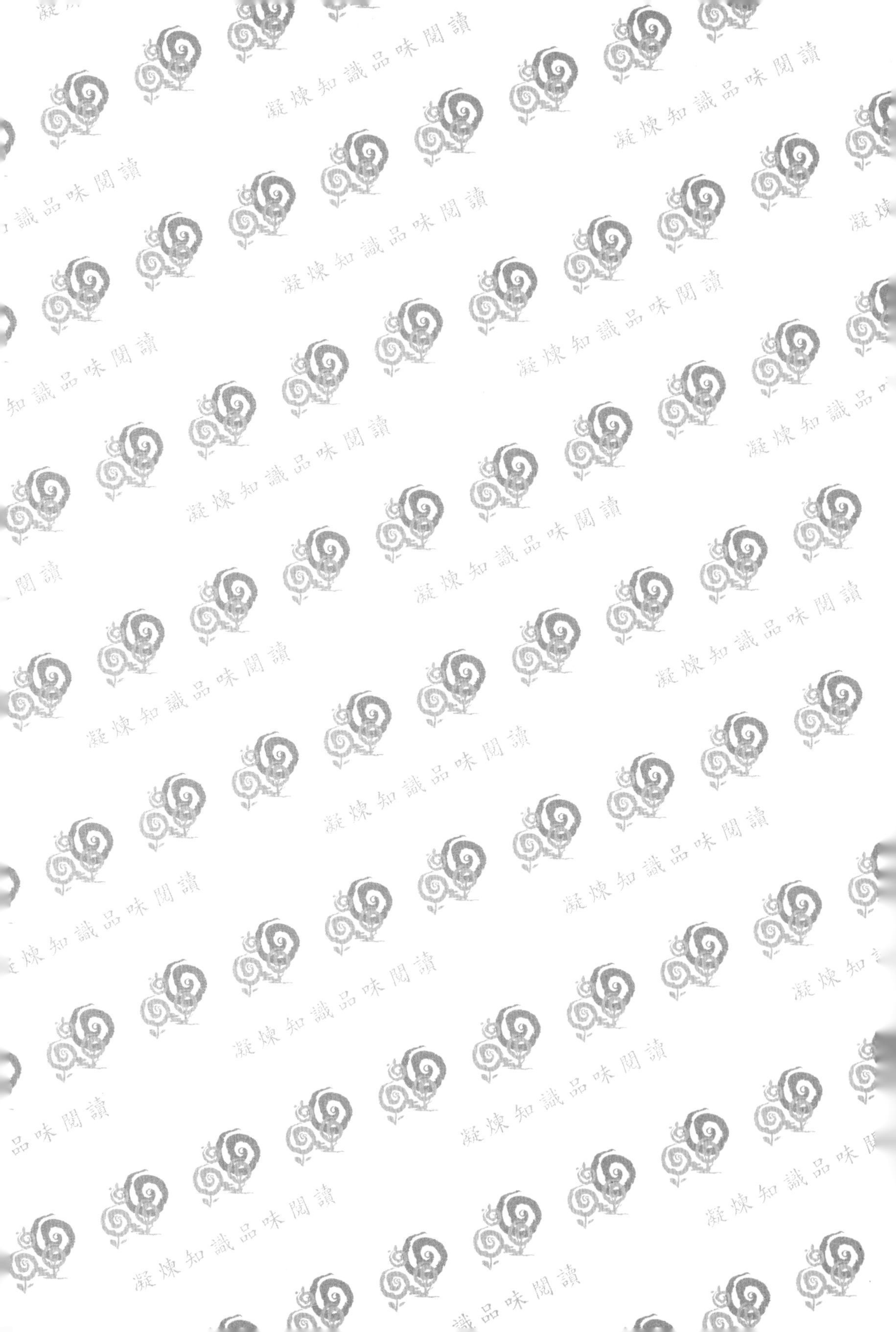

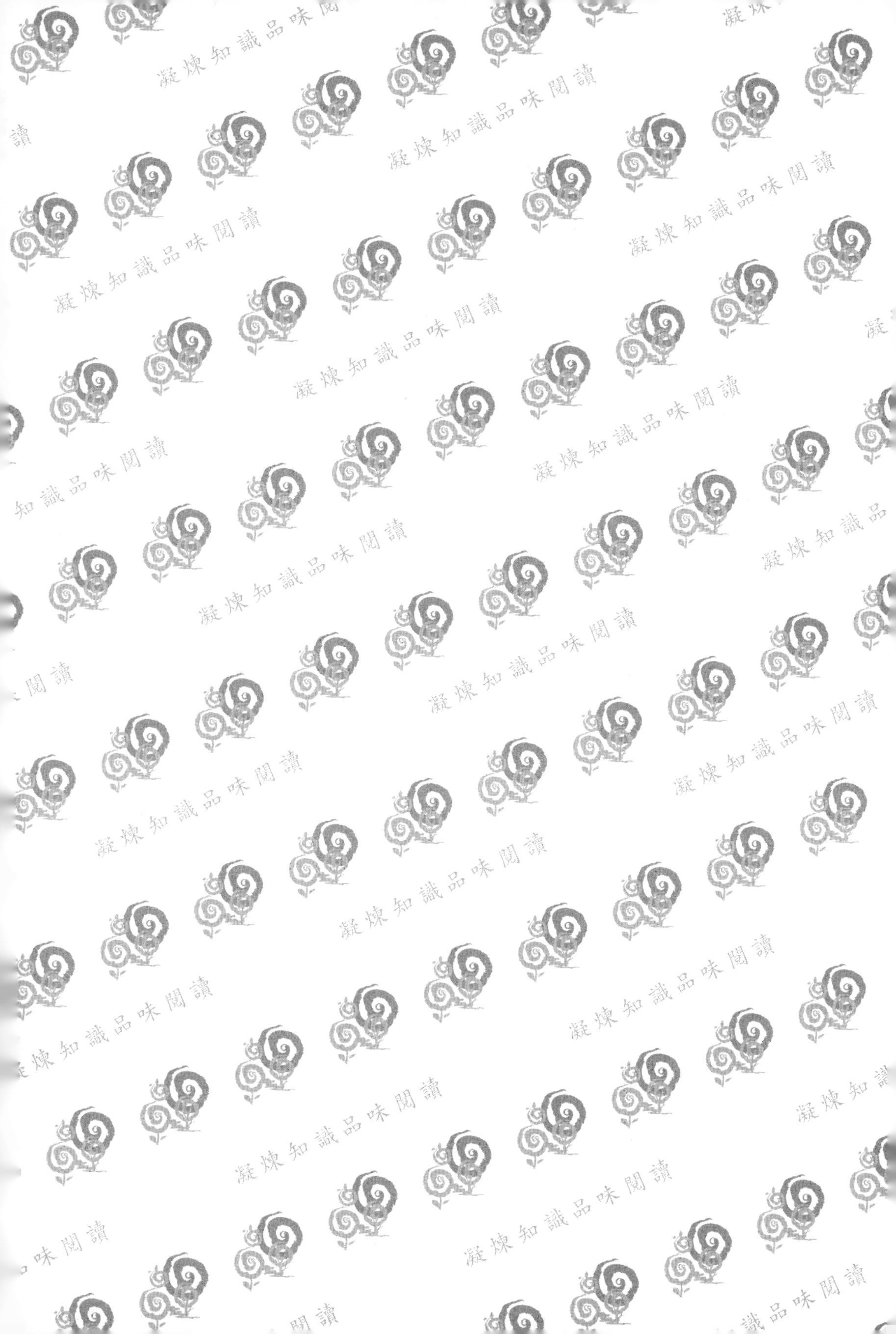